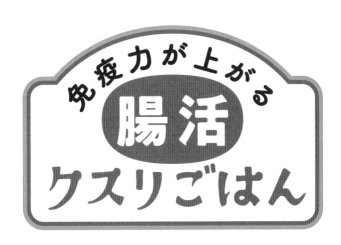

免疫力が上がる
腸活クスリごはん

監修 藤田紘一郎
東京医科歯科大学名誉教授

絵 ねこまき
（にゃんとまた旅）

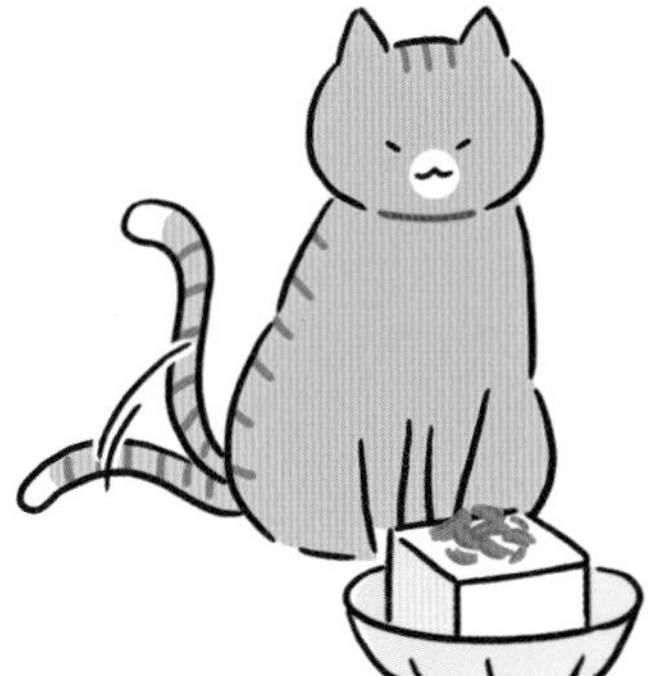

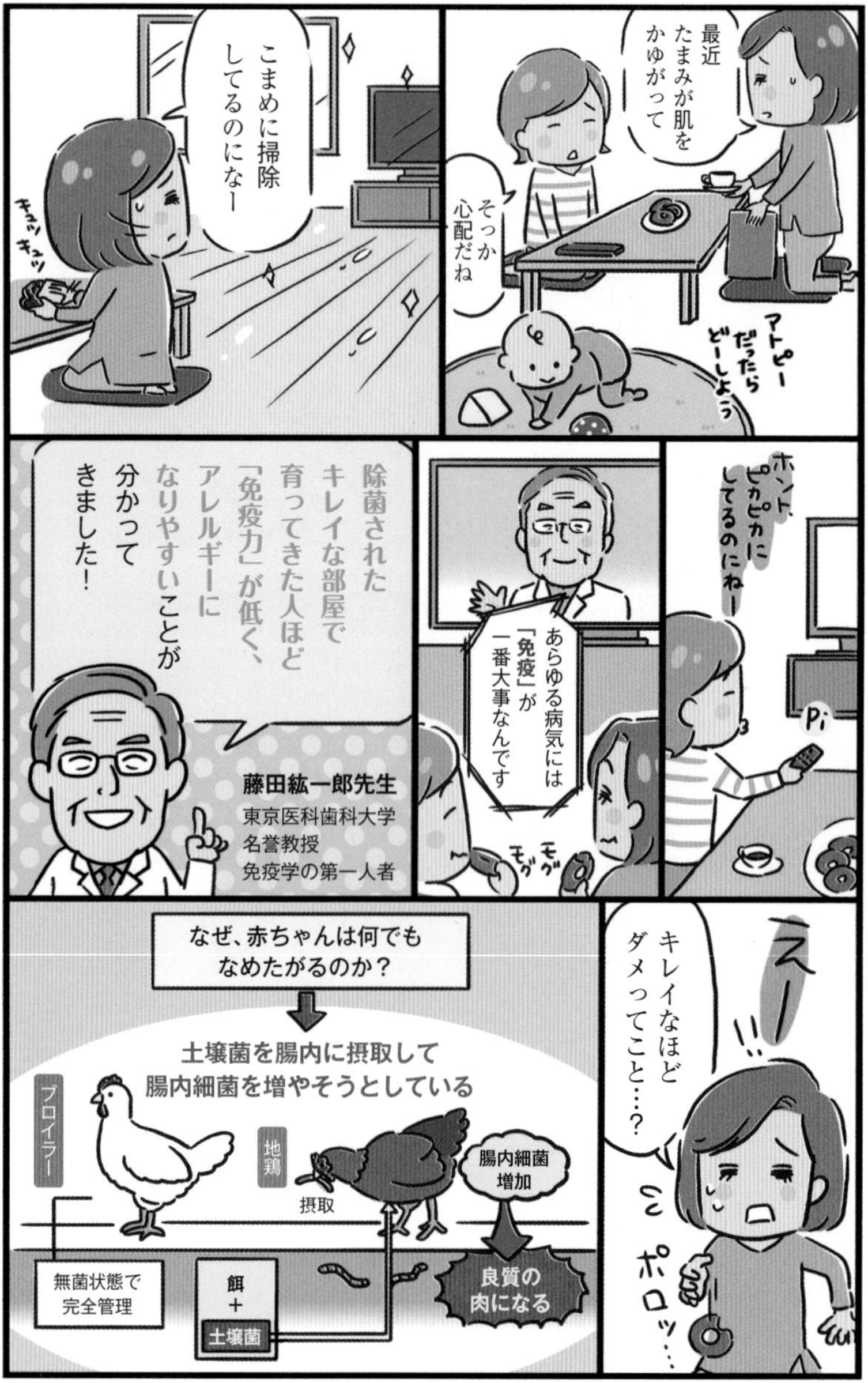

最近
たまみが肌を
かゆがって
そっか
心配だね
アトピーだったらどーしよう
こまめに掃除
してるのになー
キュッ キュッ
ホント、ピカピカにしてるのにねー
Pi
あらゆる病気には
「免疫」が
一番大事なんです
モグ モグ
除菌された
キレイな部屋で
育ってきた人ほど
「免疫力」が低く、
アレルギーに
なりやすいことが
分かって
きました！
藤田紘一郎先生
東京医科歯科大学
名誉教授
免疫学の第一人者
えー!!
キレイなほど
ダメってこと…？
ポロッ…
なぜ、赤ちゃんは何でも
なめたがるのか？
土壌菌を腸内に摂取して
腸内細菌を増やそうとしている
ブロイラー
地鶏
摂取
腸内細菌
増加
無菌状態で
完全管理
餌
＋
土壌菌
良質の
肉になる

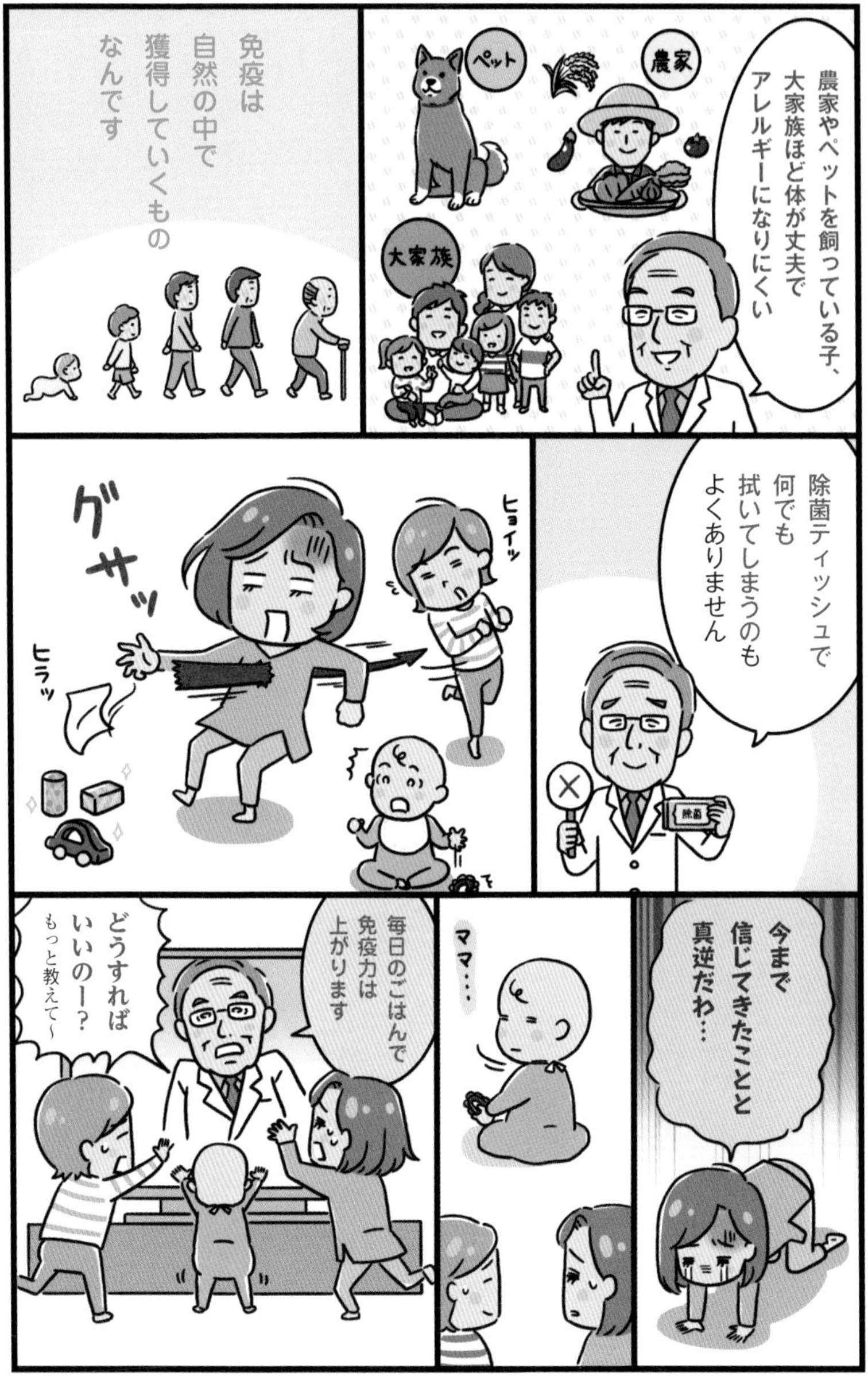
農家やペットを飼っている子、大家族ほど体が丈夫でアレルギーになりにくい
ペット
農家
大家族
免疫は自然の中で獲得していくものなんです
除菌ティッシュで何でも拭いてしまうのもよくありません
除菌
ヒョイッ
グサッ
ヒラッ
今まで信じてきたことと真逆だわ…
ママ…
毎日のごはんで免疫力は上がります
どうすればいいのー？
もっと教えて～

もくじ

第３章　免疫力を上げる習慣

第４章　子どもの免疫力を上げる食事

- 本書で紹介している食品は、それぞれ健康維持・病気予防に役立つ栄養成分を持っていますが、薬品ではありません。症状がひどい場合は、必ず医師や病院に相談してください。
- 本書のレシピは、体質に合っている場合は有効に働きますが、特定の食材ばかりを過剰に摂取しても、疾病が治癒したり、より健康が増進したりするものではありません。食材はバランス良く摂りましょう。
- ハチミツは１歳未満の乳児に使用しないようにしてください。ボツリヌス菌が原因の食中毒を引き起こすことがあります。
- レシピの作り方で特に表記がない場合も、食材を洗う・皮をむく・筋や種を取り除く・砂出しするなどの下ごしらえを済ませてから調理してください。

登場人物紹介

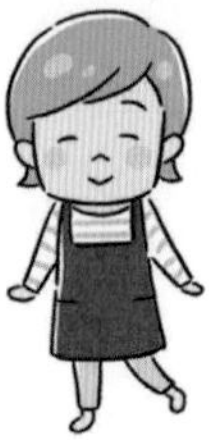

ケロミ

家族の健康を食で守るママ。食や健康情報が好き。お姑さんと最近は微妙な関係に。

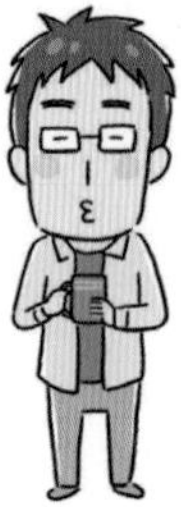

ヒロシ

お腹ぽっこりが隠せない、お調子ものパパ。感染症の流行でリモートワークに。

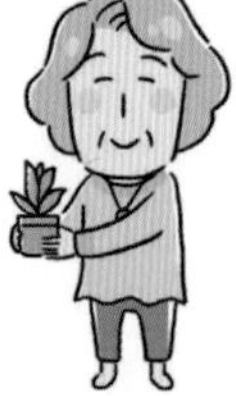

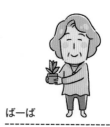

ばーば

ヒロシの母。健康第一！旅行好き。食材の知識が豊富な我が家の知恵袋。

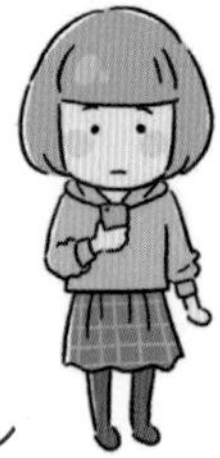

プーリン

高校 1 年生の長女。テニスに打ち込む。最近は「腸活」で内面からの美を磨いている。

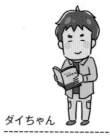

ダイちゃん

中学生 1 年生の長男。医学部を目指し塾に通う。頼もしいちゃっかり者だが、偏食気味。

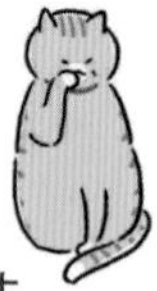

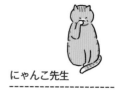

にゃんこ先生

家族みんなのアイドルのおじいちゃん猫。御年 26 歳。自分を人間だと思っている。

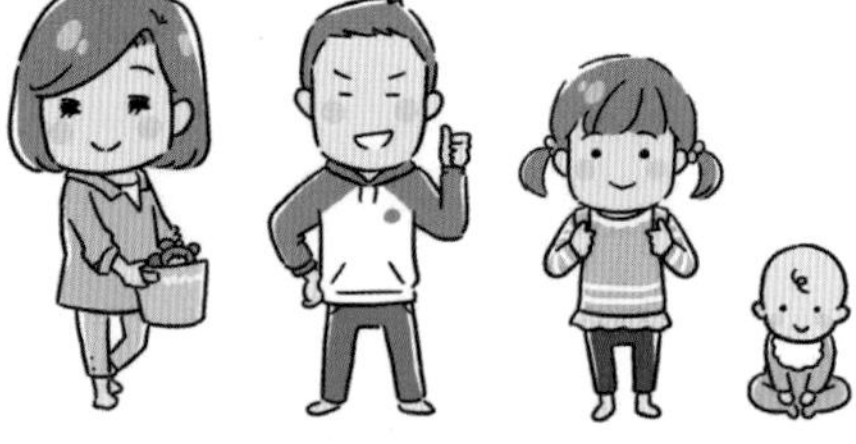

ヨーコ・翔太・ゆいな・たまみ

ヒロシの妹、ヨーコとその子ども達。しっかり者。3人目を出産。たまみは肌の丈夫な子に育てたいが…。

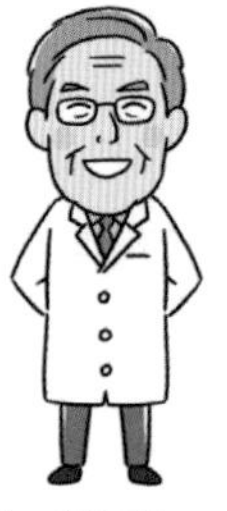

藤田紘一郎先生

東京医科歯科大学名誉教授。免疫学の第一人者。

第1章

免疫力を上げる健康法

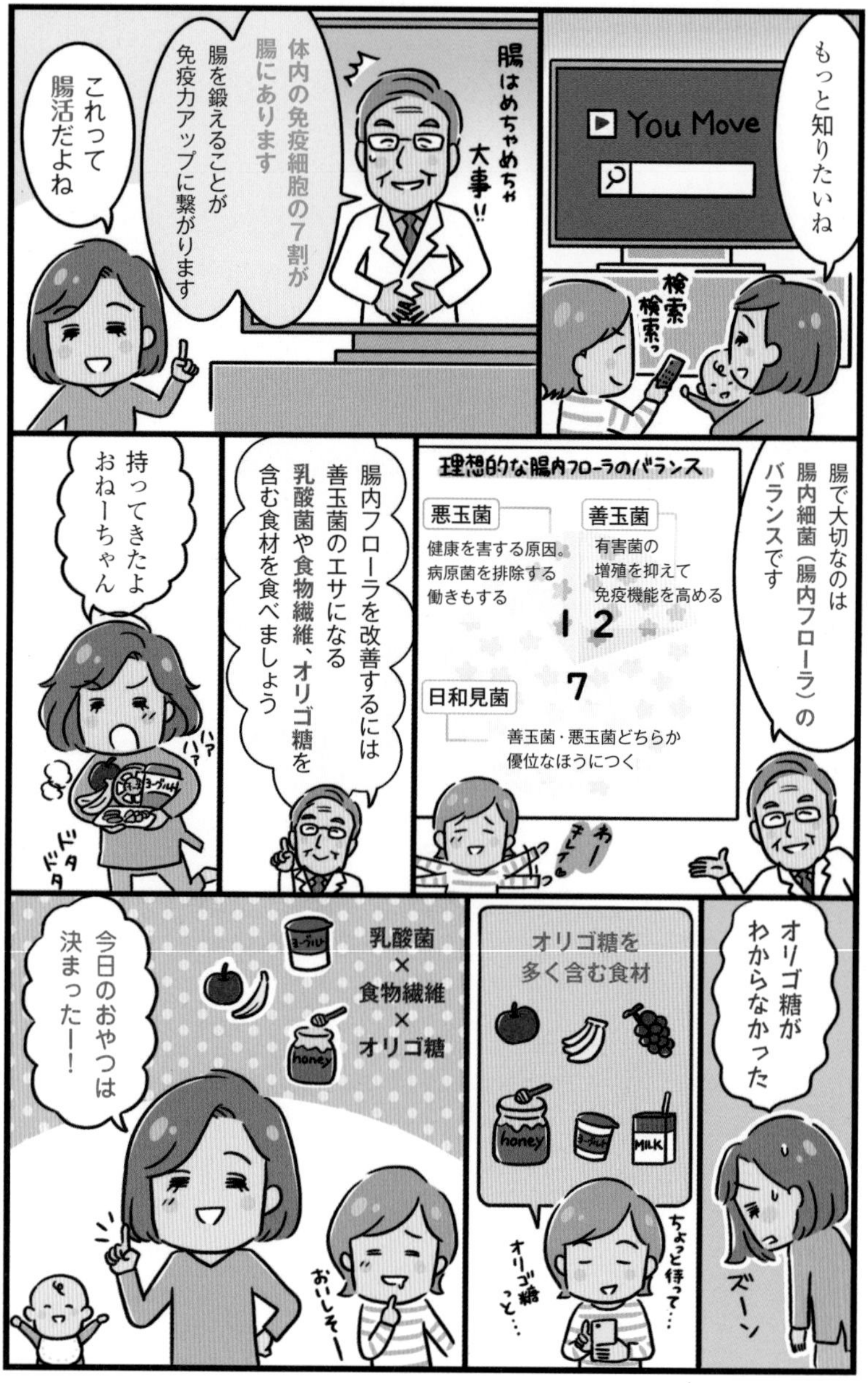
もっと知りたいね
You Move
検索
検索っ
腸はめちゃめちゃ大事!!
体内の免疫細胞の7割が腸にあります
腸を鍛えることが免疫力アップに繋がります
これって腸活だよね
腸で大切なのは腸内細菌(腸内フローラ)のバランスです
理想的な腸内フローラのバランス
悪玉菌
健康を害する原因。病原菌を排除する働きもする
善玉菌
有害菌の増殖を抑えて免疫機能を高める
1
2
7
日和見菌
善玉菌・悪玉菌どちらか優位なほうにつく
わー キレイ
腸内フローラを改善するには善玉菌のエサになる乳酸菌や食物繊維、オリゴ糖を含む食材を食べましょう
持ってきたよおねーちゃん
ハァハァ
ヨーグルト
ドタドタ
オリゴ糖がわからなかった
ズーン
オリゴ糖を多く含む食材
honey
ヨーグルト
MILK
ちょっと待って…
オリゴ糖っと…
乳酸菌
×
食物繊維
×
オリゴ糖
ヨーグルト
honey
今日のおやつは決まったー!
おいしそー

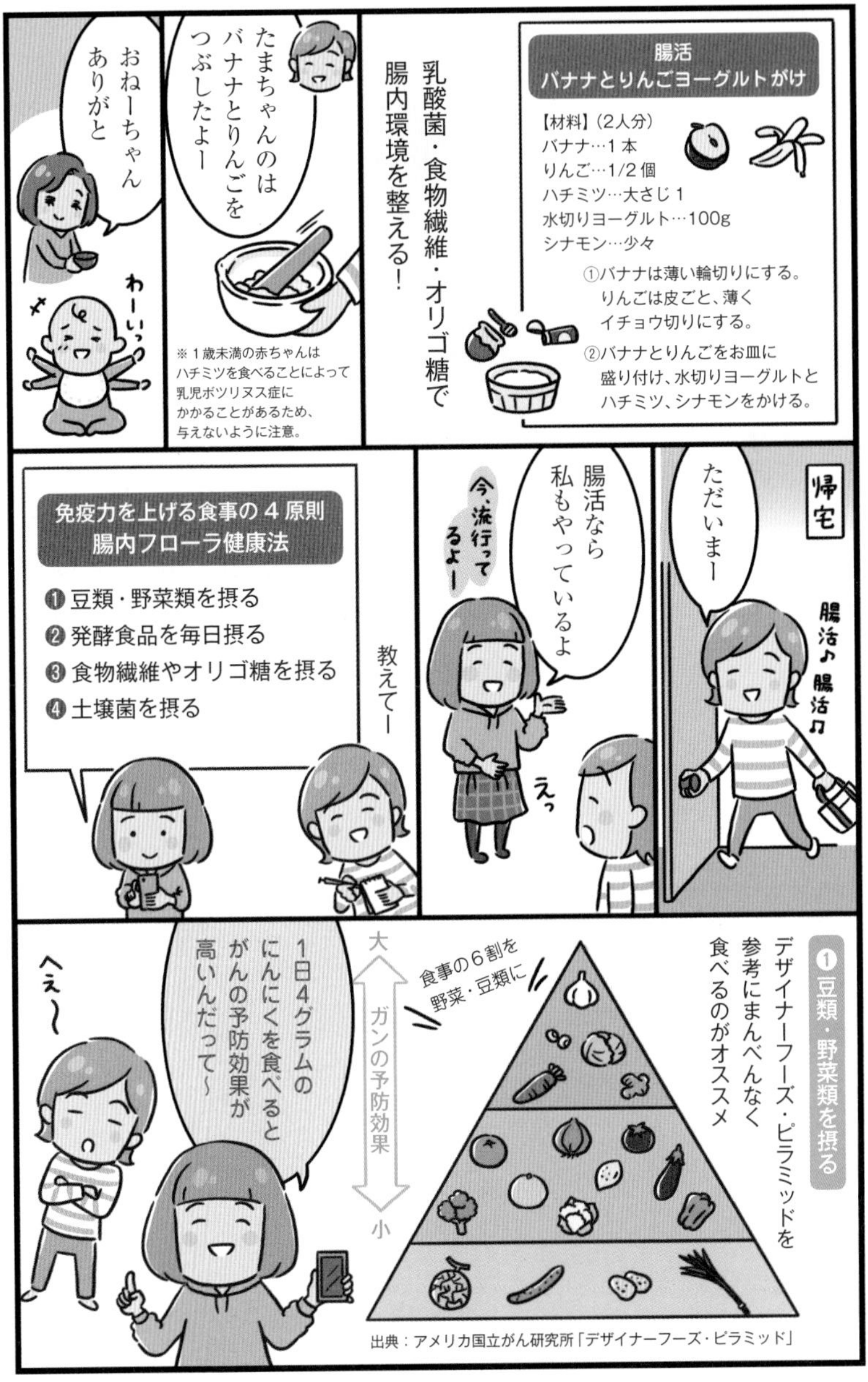
腸活
バナナとりんごヨーグルトがけ
【材料】（2人分）
バナナ…1本
りんご…1/2個
ハチミツ…大さじ1
水切りヨーグルト…100g
シナモン…少々
①バナナは薄い輪切りにする。りんごは皮ごと、薄くイチョウ切りにする。
②バナナとりんごをお皿に盛り付け、水切りヨーグルトとハチミツ、シナモンをかける。
乳酸菌・食物繊維・オリゴ糖で腸内環境を整える!
たまちゃんのはバナナとりんごをつぶしたよー
※1歳未満の赤ちゃんはハチミツを食べることによって乳児ボツリヌス症にかかることがあるため、与えないように注意。
おねーちゃんありがと
わーいっ
帰宅
ただいまー
腸活♪ 腸活♪
腸活なら私もやっているよ
今、流行ってるよー
えっ
教えてー
免疫力を上げる食事の4原則
腸内フローラ健康法
❶ 豆類・野菜類を摂る
❷ 発酵食品を毎日摂る
❸ 食物繊維やオリゴ糖を摂る
❹ 土壌菌を摂る
❶ 豆類・野菜類を摂る
デザイナーフーズ・ピラミッドを参考にまんべんなく食べるのがオススメ
食事の6割を野菜・豆類に
大
ガンの予防効果
小
出典：アメリカ国立がん研究所「デザイナーフーズ・ピラミッド」
1日4グラムのにんにくを食べるとがんの予防効果が高いんだって〜
へえ〜

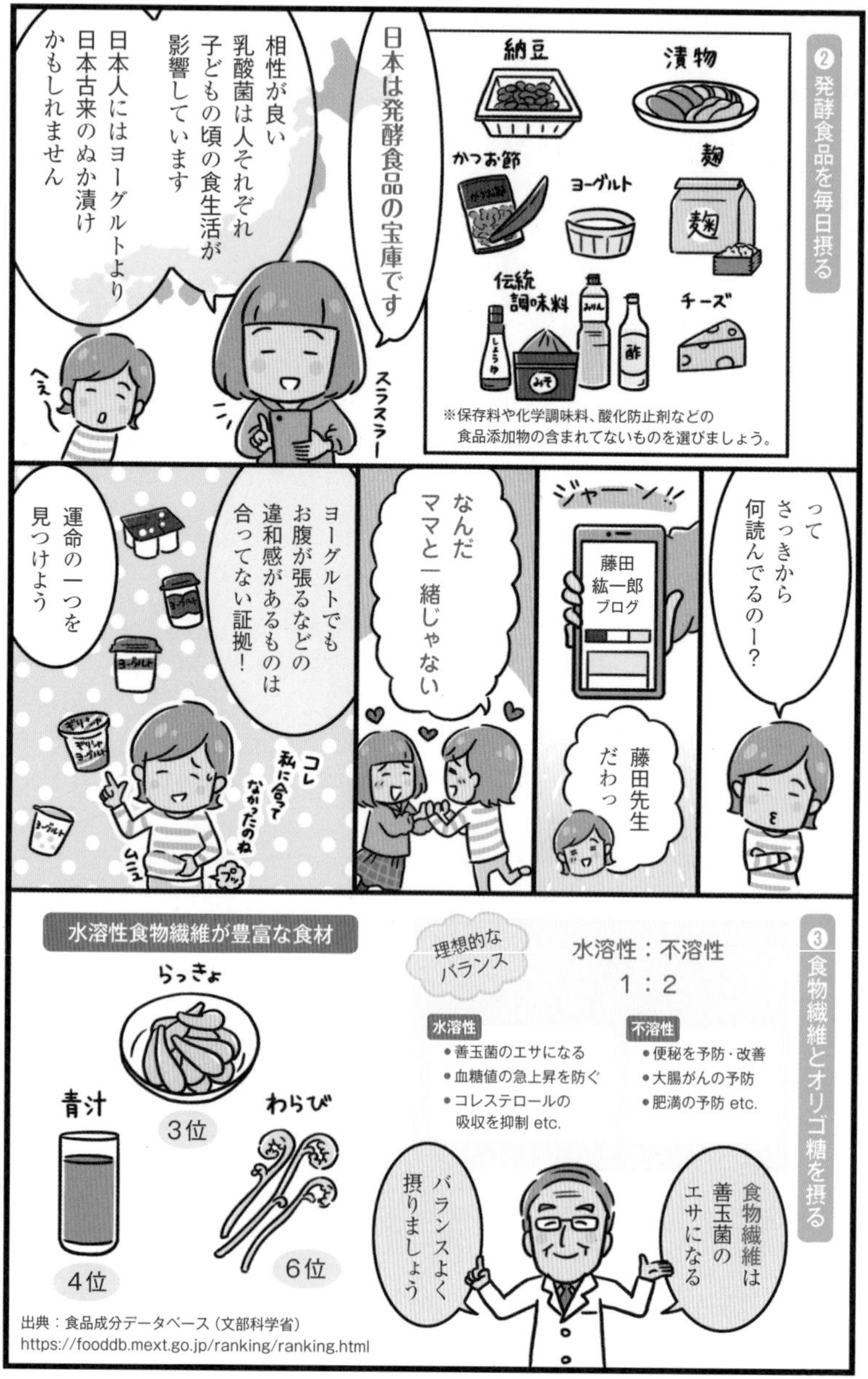

② 発酵食品を毎日摂る
納豆
漬物
麹
かつお節
ヨーグルト
伝統調味料
しょうゆ
みそ
みりん
酢
チーズ
※保存料や化学調味料、酸化防止剤などの
食品添加物の含まれてないものを選びましょう。
日本は発酵食品の宝庫です
相性が良い乳酸菌は人それぞれ子どもの頃の食生活が影響しています
日本人にはヨーグルトより日本古来のぬか漬けかもしれません
スラスラー
へぇ〜
ってさっきから何読んでるのー？
ジャーン!!
藤田紘一郎ブログ
藤田先生だわっ
なんだママと一緒じゃない
ヨーグルトでもお腹が張るなどの違和感があるものは合ってない証拠！
運命の一つを見つけよう
コレ私に合ってなかったのね
ムニュ
プッ
③ 食物繊維とオリゴ糖を摂る
理想的なバランス
水溶性：不溶性
1：2
水溶性
●善玉菌のエサになる
●血糖値の急上昇を防ぐ
●コレステロールの吸収を抑制 etc.
不溶性
●便秘を予防・改善
●大腸がんの予防
●肥満の予防 etc.
食物繊維は善玉菌のエサになる
バランスよく摂りましょう
水溶性食物繊維が豊富な食材
らっきょ
3位
青汁
4位
わらび
6位
出典：食品成分データベース（文部科学省）
https://fooddb.mext.go.jp/ranking/ranking.html

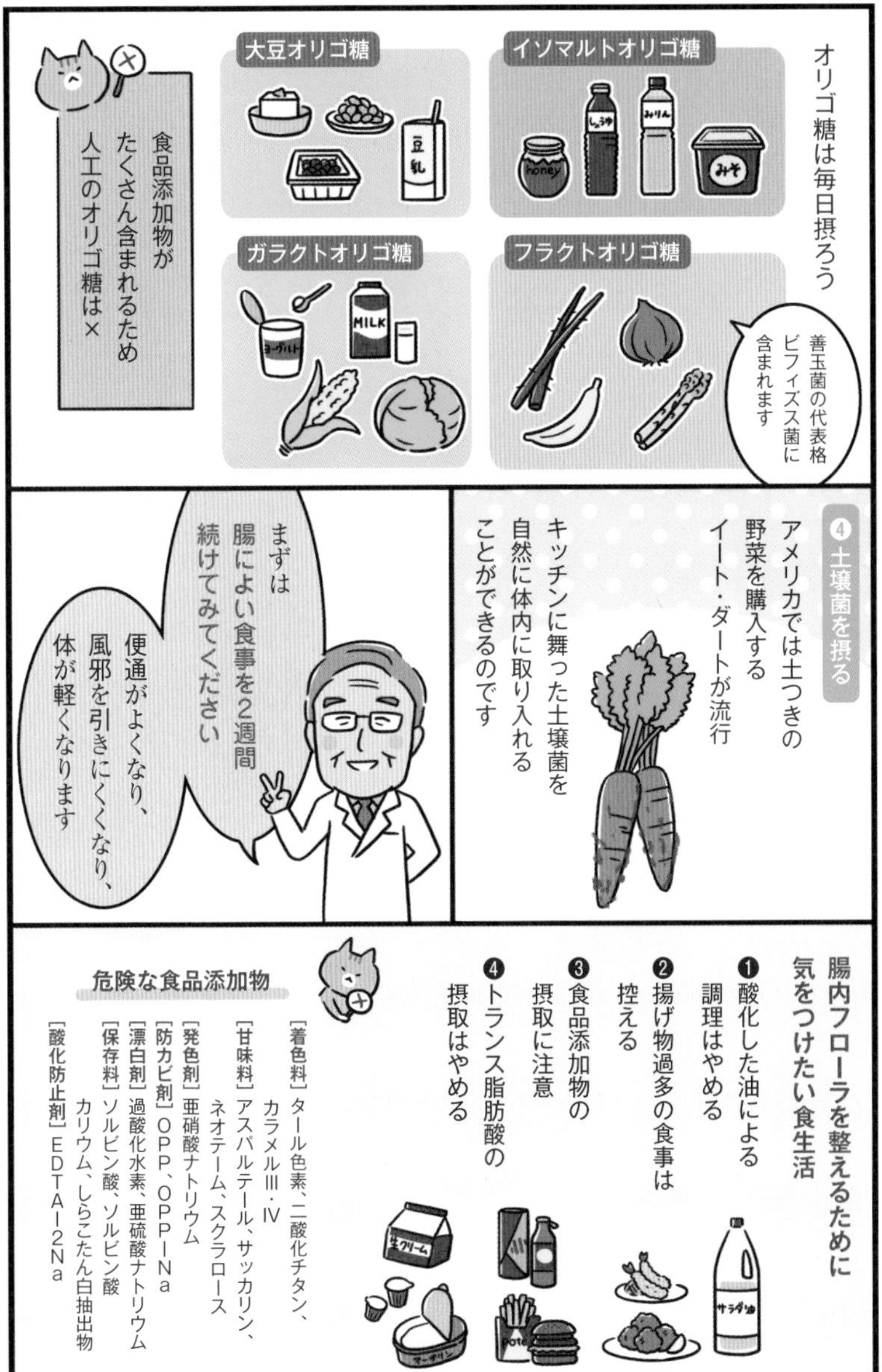
オリゴ糖は毎日摂ろう
イソマルトオリゴ糖
しょうゆ
みりん
honey
みそ
大豆オリゴ糖
豆乳
フラクトオリゴ糖
善玉菌の代表格ビフィズス菌に含まれます
ガラクトオリゴ糖
MILK
ヨーグルト
食品添加物がたくさん含まれるため人工のオリゴ糖は×
④土壌菌を摂る
アメリカでは土つきの野菜を購入するイート・ダートが流行
キッチンに舞った土壌菌を自然に体内に取り入れることができるのです
まずは腸によい食事を2週間続けてみてください
便通がよくなり、風邪を引きにくくなり、体が軽くなります
腸内フローラを整えるために気をつけたい食生活
❶酸化した油による調理はやめる
❷揚げ物過多の食事は控える
❸食品添加物の摂取に注意
❹トランス脂肪酸の摂取はやめる
サラダ油
生クリーム
マーガリン
危険な食品添加物
【着色料】タール色素、二酸化チタン、カラメルⅢ・Ⅳ
【甘味料】アスパルテール、サッカリン、ネオテーム、スクラロース
【発色剤】亜硝酸ナトリウム
【防カビ剤】OPP、OPP－Na
【漂白剤】過酸化水素、亜硫酸ナトリウム
【保存料】ソルビン酸、ソルビン酸カリウム、しらこたん白抽出物
【酸化防止剤】EDTA－2Na

免疫力の仕組み

免疫システムが体を病気から守る

免疫とは、外部から侵入したウイルスや細菌などの病原体を「異物」と判別して攻撃し、体を守るシステムのこと。

免疫には、私たちに元々備わる「自然免疫」と、病原体に感染することで得られる「獲得免疫」があります。これらのおかげで、私たちは様々な病気にかからず健康に暮らすことができるのです。

免疫力の3つの働き

免疫力は主に3つの働きがあります。

● **感染を防ぐ**

体内に侵入してきた病原体を排除し、感染を防ぐ

● **健康維持**

疲労や病気からの回復を早める

● **老化の予防**

新陳代謝を活発にし、細胞の老化や身体機能の低下を防ぐ

免疫細胞は腸に集まる

免疫細胞の約7割は腸に集中し、腸内細菌によってその働きを活性化させています。私たちは口から食べものを取り込み、腸で吸収されなかったものが便の一部となって排出されます。腸にある様々な免疫組織は、胃から送られてきたものが体に必要か害になるかを判別し、病原体や有害物質が体内に侵入するのを防いでくれるのです。

免疫力を高める生活習慣

私たちが生まれながらに持っている「自然免疫」は、高齢になると低下していきますが、生活習慣によって改善することが可能です。

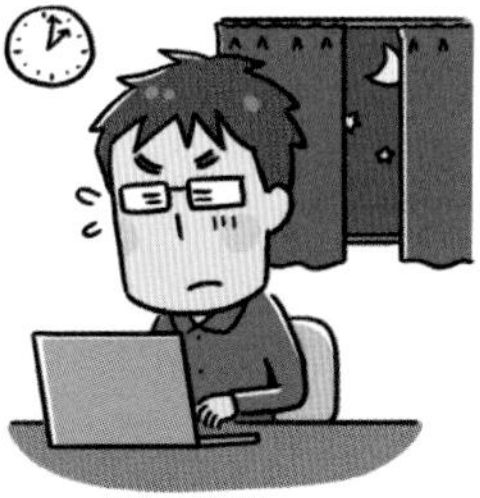

昼夜逆転の生活は
感染症にかかりやすい
状態に

昼夜逆転の生活を避ける

免疫力は原始的な暮らしの中で発達してきたもの。「日の出とともに起き、日が暮れれば休む」のような規則正しい生活が免疫力を高めます。

バイキンと仲よくする

人類は様々な微生物を摂取し、免疫力を高めてきました。除菌し過ぎず、バイキンと適度に闘う生活は免疫力を強化します。

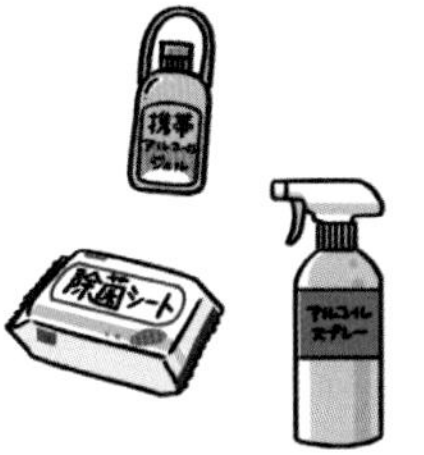

過剰な掃除などによる
「無菌状態」は
免疫力低下の原因に

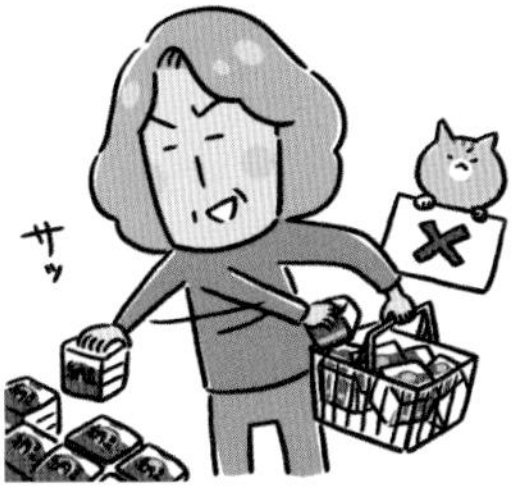

1つの食品ばかり
食べるのは逆効果に

1つの食品に頼らない

免疫システムは複雑で、単体の食品や栄養素だけで免疫力が上がることはありません。複合的に食品を使った食事を心がけましょう。

私たちの免疫システムは1万年前と同じ。1万年前の人間の暮らしをイメージした生活は免疫力アップにつながります。

免疫力を高める「腸内フローラ健康法」

免疫力アップのカギは腸内フローラ

私たちの腸には平均200種類、100兆個以上の細菌が棲《せい》息《そく》しています。これらの腸内細菌は集団を作り、顕微鏡で覗くとお花畑のように見えることから、「腸内フローラ」と呼ばれます。腸内フローラのバランスが乱れると、免疫力が弱まり様々な不調の元に。毎日の食習慣を見直し、腸内フローラを整えましょう。

腸内細菌は3種類

腸内細菌には「善玉菌」「悪玉菌」「日和見菌」の3つがあります。大切なのはバランス。免疫力を高めるには善玉菌2、悪玉菌1、日和見菌7の比率がよいとされます。

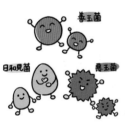

7：2：1が腸内フローラの黄金バランス！

加齢で悪玉菌が増える

腸内フローラのバランスは年齢によって変化します。赤ちゃんの腸内フローラは90%以上が善玉菌（ビフィズス菌）ですが、老年期になると多くの人は悪玉菌が急増します。ただし、若くても食生活の乱れやストレス過多などにより悪玉菌が増えるケースも。このような状態になると便秘や下痢の他、様々な不調が表れやすくなります。

腸内フローラを整えて不調解消！

腸内フローラを整えることで様々な病気の予防・改善につながります。なかなか治らない不調がある人は、生活習慣を見直してみましょう。

大腸がん予防

高カロリー、高脂質の食事や食物繊維不足で大腸に負担をかけていることが原因の一つとされています。善玉菌のエサとなる食物繊維をしっかり摂り、腸内環境を整えることが大腸がんの予防に。

アレルギー予防

過剰に清潔な環境で育った子どもはアレルギーが出やすいとされています。多くの菌に触れることで、アレルゲンに対応できる腸内フローラが整っていきます。

うつ病予防

腸内の善玉菌の量が増えると、「幸せホルモン」と呼ばれるセロトニンやドーパミンの分泌が増えるため、うつ病の予防に。

感染症予防

除菌のし過ぎは善玉菌まで減少させてしまうこともあり、感染症にかかりやすくなります。抗菌・除菌グッズの使い過ぎに注意。

ダイエット効果

腸内の日和見菌には「デブ菌」（→P31）と呼ばれるものがあり、これが増えると太りやすい体になります。食生活を見直し「デブ菌」を減少させれば糖質の吸収率が低くなり、肥満を防ぐことができます。

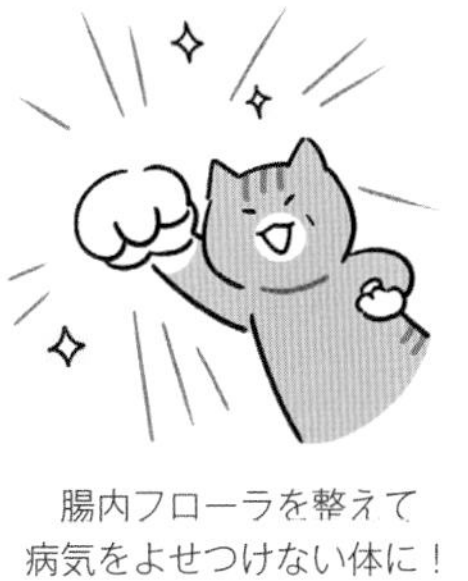

腸内フローラを整えて
病気をよせつけない体に！

腸内フローラを整える食事

食生活を見直し腸内環境を整える

腸内フローラのバランスを乱す大きな原因は食生活の乱れ。免疫力を上げるためには毎日の食事の見直しが欠かせません。「腸が喜ぶ食事」の基本は日本人が昔から食べてきたような一汁三菜。納豆やみそなどの発酵食品で善玉菌を取り入れると同時に、善玉菌のエサとなるオリゴ糖や食物繊維を摂ることが大切です。

よく噛んで免疫力アップ

腸内フローラを整えるためには、よく噛んで食べることが大切。唾液に含まれる酵素が毒素を無害化させ、腸の負担を和らげます。反対に、よく噛まずに食べると未消化の食べものが胃腸に送り込まれるため、腐敗菌が増加し、腸内細菌のバランスが崩れます。歯ごたえのあるものを食事に取り入れ、ゆっくりひと口30秒かけて噛むようにしましょう。

まずは2週間続ける

腸内フローラは食後24時間以内に数の変動が始まります。そのため、「腸内フローラ健康法」を守った食事を2週間も続ければ腸内細菌のバランスはすっかり変わり、体調や便通の変化、体の軽さを実感できるはず。ただし、いったん改善されたバランスも、食生活が乱れると元に戻ってしまうので、意識的に腸によい食事を心がけましょう。

腸内フローラを整える食事の基本

高脂肪な食事やジャンクフード、甘いものなどの食べ過ぎは腸内フローラのバランスを乱す元。和食中心の食事に切り替えましょう。

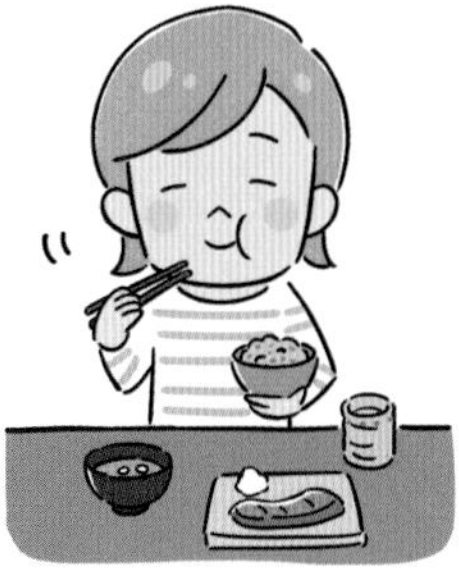

バランスの良い食事が腸を整えます

「日本の伝統食」を意識する

雑穀やいもを主食に、おかずは焼き魚、漬物、みそ汁、納豆など、古くから庶民が食べてきたような食事がベストです。

白米より玄米に

精白された「白い主食」は、免疫細胞を活発にするための栄養素が削ぎ落とされています。玄米や雑穀などを選んで。

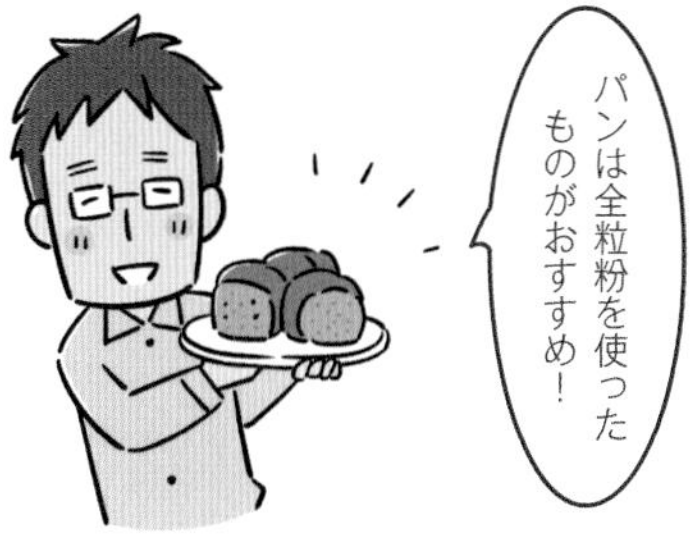

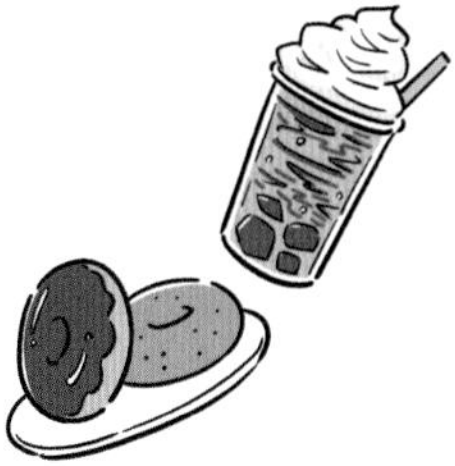

甘いものを摂り過ぎない

甘いものに含まれるぶどう糖は腸内細菌のエサにならないので、摂り過ぎに注意。糖分は穀物など食事で摂るのがベターです。

食事代わりにお菓子を食べるのはNG。善玉菌が貧弱化、減少することも。

腸内フローラを整える食事❶ 豆類、野菜を摂る

腸内フローラのバランスを整えるためには植物性の食品を多く摂ること。食事の6割以上を野菜や果物、大豆食品にすることを心がけましょう。

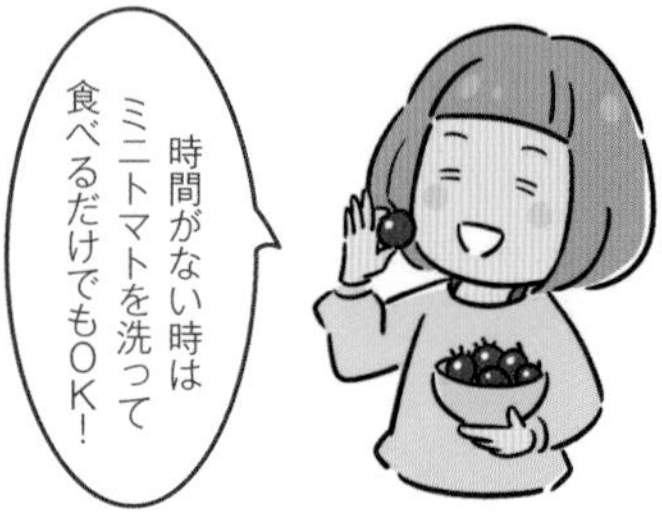
時間がない時は
ミニトマトを洗って
食べるだけでもOK!

サラダは家で作る

コンビニのサラダの下処理に使われる消毒剤は、腸内細菌にダメージを与える恐れがあります。サラダは家で作り、早めに食べると栄養を逃しません。

肉は週2～3回程度に

腸が幸せホルモン（→P17）を分泌するためにはたんぱく質が欠かせません。週に2～3回は肉料理を取り入れましょう。

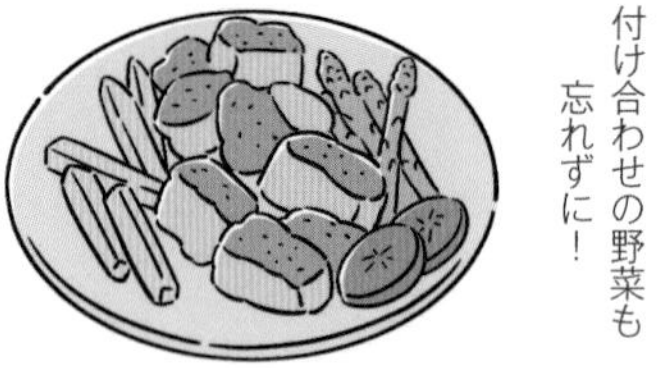
付け合わせの野菜も
忘れずに！

コラム 日本人は野菜不足！

成人の野菜摂取量の目標は1日350g。しかし、実際の摂取量は平均300gに満たない量となっています。忙しい朝でも野菜を摂れるよう、常備菜やスープを作り置きしたり、みそ汁を具だくさんにするのがおすすめです。

野菜摂取量の平均値の年次推移（20歳以上）（平成19～29年）

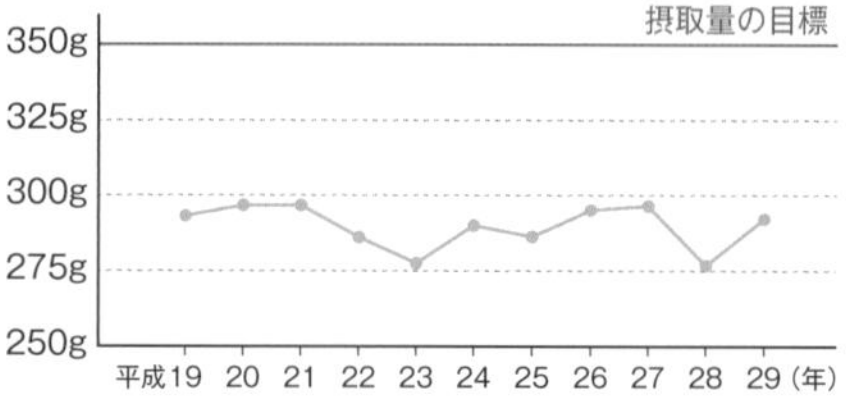

厚生労働省
平成29年 国民健康・栄養調査より

腸内フローラを整える食事❷ 発酵食品を毎日摂る

腸内細菌は仲間の菌によって働きが活性化する性質があります。いろいろな種類の発酵食品を毎日摂ることで腸内環境を改善しましょう。

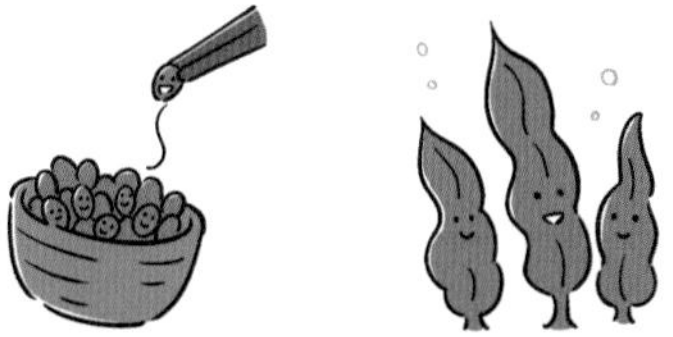

善玉菌を含む（プロバイオティクス） ＋ 善玉菌のエサになる（プレバイオティクス）

＝シンバイオティクス

食物繊維と組み合わせる

善玉菌が豊富な発酵食品は、善玉菌のエサとなる水溶性食物繊維（→P22）やオリゴ糖（→P22）と合わせると効果的です。

「日本古来の発酵食品」に注目

みそ、しょうゆ、酢、納豆、ぬか漬けなど、日本古来の植物性発酵食品は、日本人の腸と相性がよく、腸内で活発に働きます。

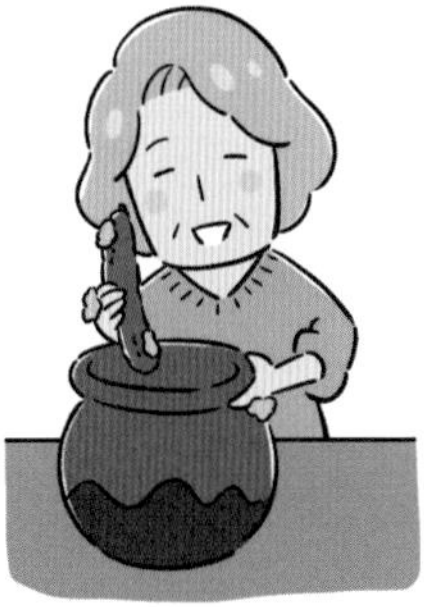

ぬか漬けは浅漬けより、古漬けの方が乳酸菌豊富で◎

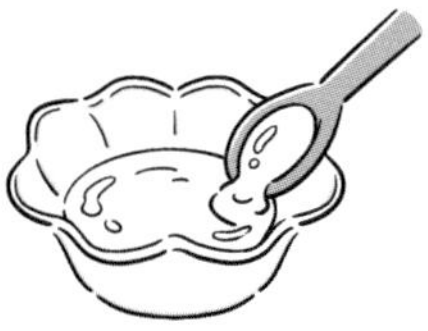

ヨーグルトは免疫力アップやアレルギー抑制の効果が期待できます

コラム

「生きたまま腸に届く」は本当!?

ヨーグルトに含まれる乳酸菌やビフィズス菌は胃酸に弱く、９割近くが胃で死んでしまいます。しかし、それでも問題ありません！　これらの細菌類の棲んでいた溶液が腸に届くと、元々腸にいる善玉菌を増殖させる働きがあるのです。

腸内フローラを整える食事❸ 食物繊維やオリゴ糖を摂る

オリゴ糖や水溶性食物繊維は善玉菌のエサになるため、欠かさずとりましょう。不溶性食物繊維は便秘や肥満の予防効果も期待できます。

オリゴ糖を含む主な食材

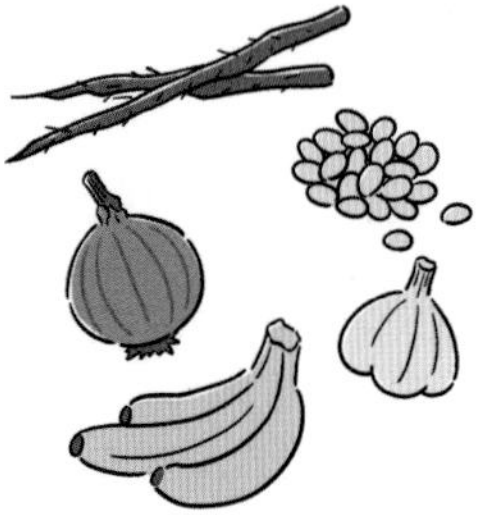

オリゴ糖は毎日摂る

オリゴ糖を摂ると腸のビフィズス菌の量が増えますが、やめると元の量に戻ってしまいます。毎日しっかり摂取しましょう。

2種類の食物繊維を摂る

善玉菌のエサとなる「水溶性食物繊維」と、腸内の不要物をからめ取る「不溶性食物繊維」。どちらもバランスよく摂りましょう。

	水溶性食物繊維	不溶性食物繊維
特徴	●善玉菌のエサになる ●糖尿病予防 ●食後血糖値の急上昇を防ぐ	●便秘の予防・改善 ●排便量の増加 ●大腸がんの予防
含まれる食品	●海藻類 ●アボカド ●さつまいも ●長いも など	●きのこ類 ●おから ●切り干し大根 ●豆類 など ●カボチャ

※どちらも含まれる食品…ゴボウ、オクラ、玄米、納豆、バナナ

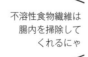

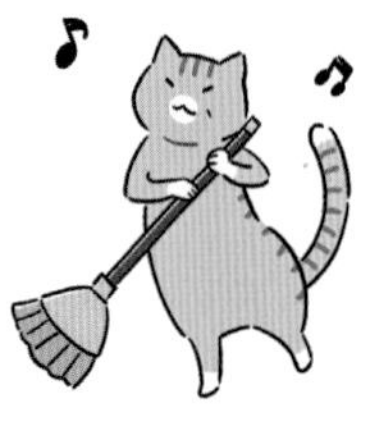

腸内フローラを整える食事❹ 土壌菌を摂る

腸内の日和見菌（→P16）の大半は土壌菌（土に棲む細菌）だとされています。自然と触れ合う習慣を持ち、土壌菌を取り入れましょう。

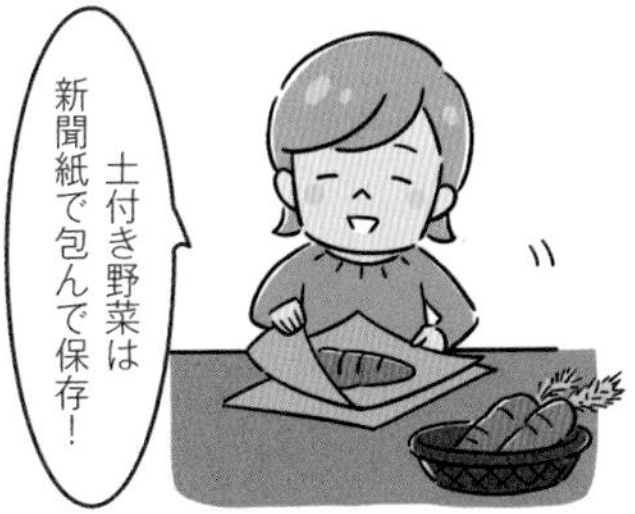
土付き野菜は
新聞紙で包んで保存！

土付きの野菜を買う

土付きの野菜をキッチンに運び、土を洗い落とす…その過程で土壌菌が室内に舞い散り、体に取り込むことができます。

熟成した大豆発酵食品（みそ、納豆）にも土壌菌が含まれています。

自然と触れ合う

子どもの泥遊びのように大人も畑で土いじりをしたり、自然と触れ合うことで土壌菌を取り入れられます。

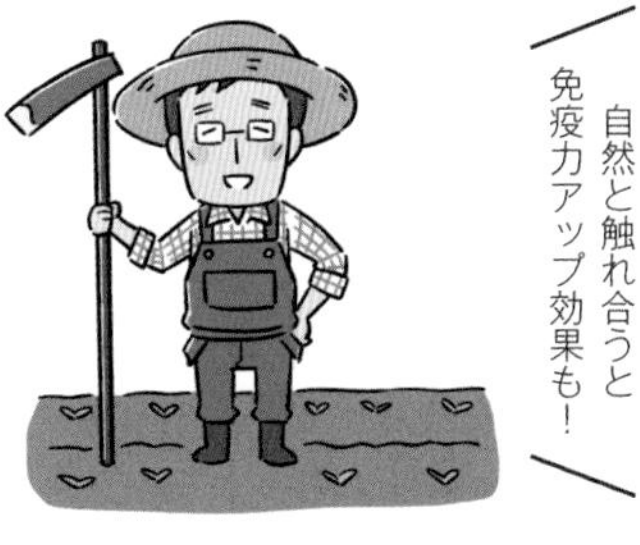
自然と触れ合うと
免疫力アップ効果も！

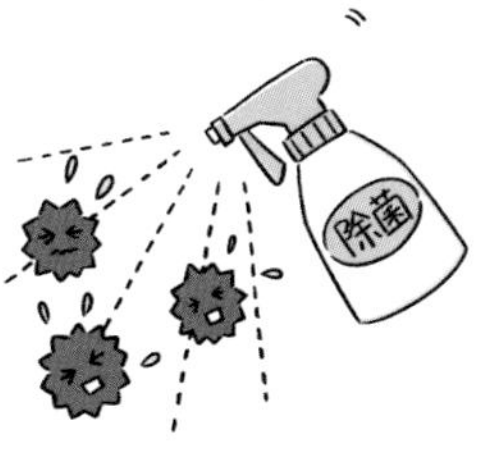

除菌をし過ぎると
必要な菌を獲得できず、
免疫力が弱まることも

コラム

なぜ、赤ちゃんは何でもなめたがるのか

乳幼児は何でもなめたがり、親をヒヤヒヤさせますが、実はこれは、本能的に土壌菌を摂取して腸内細菌を増やそうとする行為。両親や親戚などに抱っこしてもらったり、スキンシップをとったりすることによっても様々な菌を獲得していきます。

腸内フローラを乱すもの❶ 食品添加物

食品添加物で免疫力は大幅ダウン

様々な食品で使われている添加物。それらの入った食事は便利で美味しく感じますが、体には不自然であり、免疫システムにとっては異物といえます。習慣的に添加物を取り続けることで、腸内フローラのバランスは乱れ、免疫力にも影響を及ぼします。添加物がたくさん入った食品は避けるようにしましょう。

添加物は多種多様

たとえばハムやソーセージには、色を鮮やかにする発色剤や着色料、ボリュームを増やす結着剤、化学調味料、保存料など多種多様な食品添加物が使われています。これらは一定の基準を満たしていますが、長期間食べ続けた場合の健康リスクは確かめられていません。普段食べているものにどんな添加物が入っているかチェックしてみましょう。

添加物が便秘を招く

保存料の入った食品をたくさん摂ると、便が小さくなったり、便秘になったりしがちです。便は60％が水分ですが、残りの固形部分のうち半分は腸内細菌やその死骸です。腸の中で増え過ぎた腸内細菌は便となって排泄されるため、便が小さいということは腸内細菌が少ない証拠。添加物をなるべく減らし、食物繊維をたっぷり摂ることで便通も整います。

避けたい食品添加物

免疫力を高めるためには、できるだけ食品添加物を避ける必要があります。表示を見てできるだけ添加物の少ないものを選びましょう。

ソルビン酸はハム、ソーセージ、練り物、お菓子などに使われています

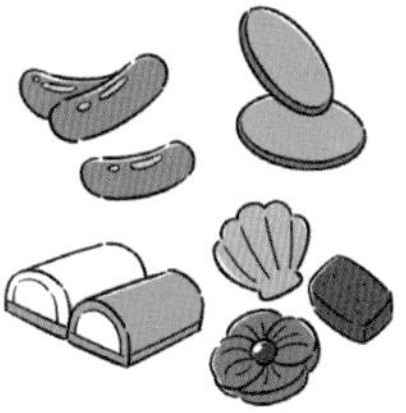

保存料・防腐剤

ソルビン酸をはじめ、食品の腐敗を防ぐための保存料や防腐剤は、腸内細菌の増殖まで抑え、腸の働きを悪くさせる恐れがあります。

ハムやソーセージで発色剤不使用のものは「無塩せき」といわれます。結着剤や保存料は使われていることもあるので表示をチェックして。

旨味調味料

咀嚼《そしゃく》しなくても、口に入れた瞬間に「おいしい！」と感じることができるのが旨味調味料。これらが腸に入ると活性酸素（→P28）を大量に発生させ、腸を傷つけます。

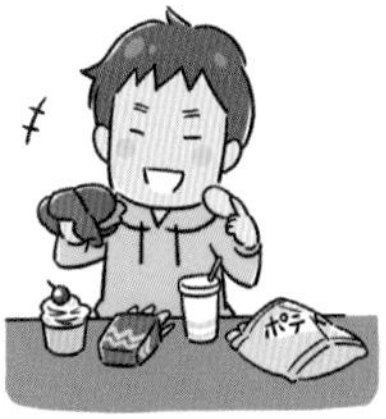

旨味調味料を使ったスナック菓子などは噛む回数が少なく、脳の衰えを招く危険も！

購入前にラベルをチェック

腐りにくく便利な商品には添加物が多く含まれているので注意！

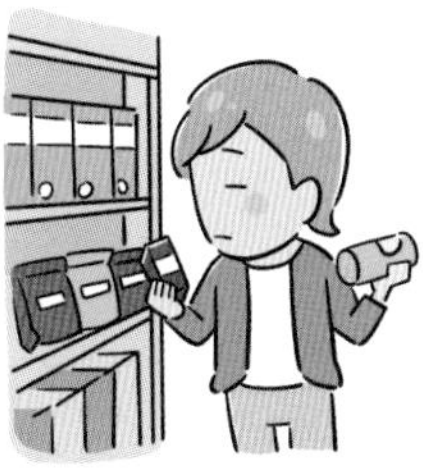

コンビニやスーパーで弁当や惣菜、加工食品を購入する時は、ラベルをチェックする習慣をつけましょう。「保存料不使用」と書かれていても、pH調整剤などの日持ち向上剤を数種類組み合わせて保存料と同じ役割をさせている場合もあります。

調味料の食品添加物に注意！

みそやしょうゆをはじめ、様々な調味料に食品添加物が使われています。

みそ

麹菌の代わりに「酵素剤」を使用しているものも。だし入りみそには化学調味料が多く使われます。大豆、米（麦）、食塩（天然塩）の３つの原材料でできているものを選びましょう。

しょうゆ

だしじょうゆや、甘口しょうゆなどには化学調味料や着色料、甘味料などが使われています。添加物の使われていないしょうゆの原材料は大豆、小麦、食塩の３つです。

みりん

水あめやブドウ糖、化学調味料で味と香りをつけた「みりん風調味料」は避け、「本みりん」を選んで。伝統的な製法の本みりんの原材料はもち米、米麹、本格焼酎のみで、そのまま飲んでもおいしいのが特徴。

酢

「合成酢」は合成酢酸液を水で薄め、甘味料や化学調味料で味付けしたもの。すし酢などの調味酢は化学調味料や甘味料が含まれています。

調味料は「本物」を選ぶ

毎日の食事で使う調味料は、なるべく添加物が少なく、伝統的な製法で作られた「本物」を選ぶようにしましょう。タレやドレッシングは手作りすれば美味しく、添加物も入りません。

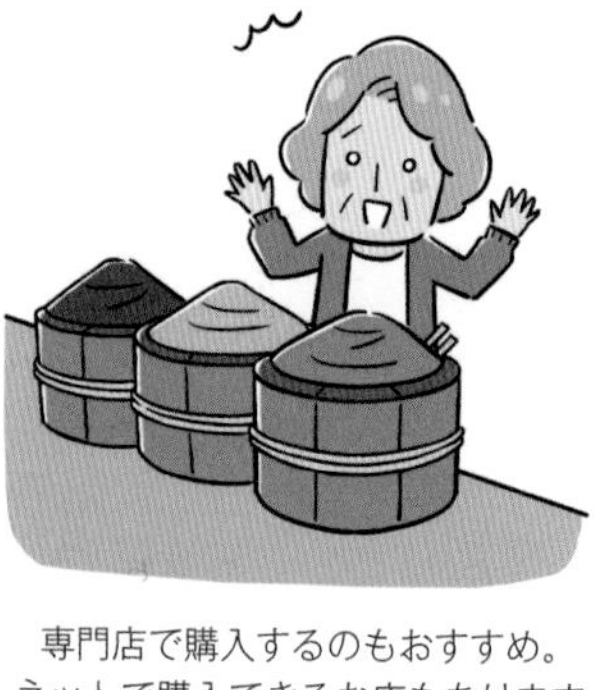

専門店で購入するのもおすすめ。
ネットで購入できるお店もあります

加工食品が「慢性炎症」を招く

加工食品に頼った食生活は「慢性炎症」を引き起こし、様々な病気を招くことも。加齢とともに炎症が起こりやすくなるので注意して。

慢性炎症

食品添加物や化学物質、薬剤などを摂り続けることで、免疫がそれらを異物と認識し、じわじわと体内で炎症を起こすもの。目立った症状がなくても、少しずつ脳や内臓の老化を招き、免疫力を低下させる原因に。

慢性炎症の有無が健康のカギ

100歳以上の人は慢性炎症を示す数値が低いことがわかっています。また、新型コロナウイルスに罹患した高齢者が重症化するかどうかは、免疫力だけでなく、慢性炎症の有無が関わっていると考えられています。

慢性炎症を防ぐコツ

慢性炎症を防ぐには、加工食品をなるべく避け、化学物質を体内に入れないことが大切です。また、炎症の改善には短鎖脂肪酸（→P72）が有効。短鎖脂肪酸を増やすために、食物繊維をたっぷり摂りましょう。

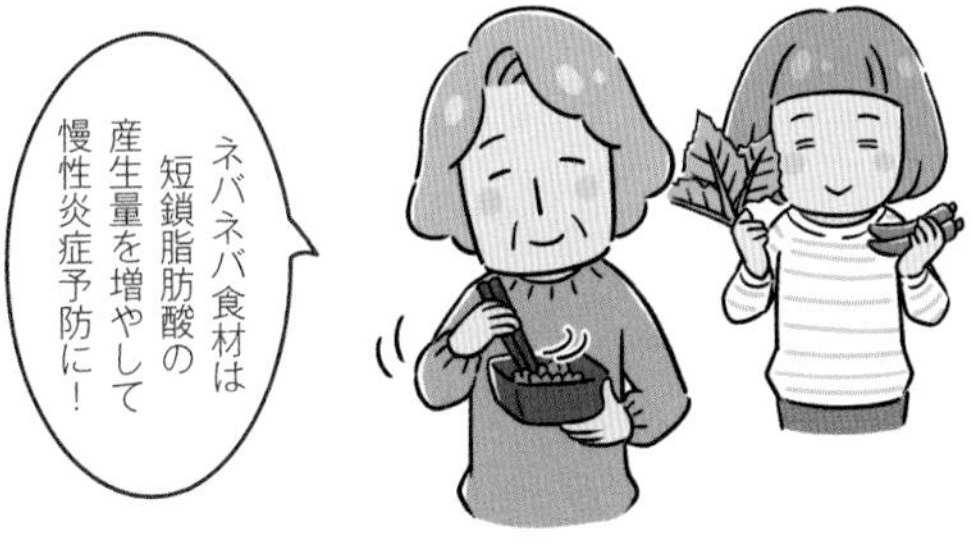
ネバネバ食材は
短鎖脂肪酸の
産生量を増やして
慢性炎症予防に！

腸内フローラを乱すもの❷ 活性酸素

増え過ぎた活性酸素が「腸の老化」を招く

様々な病気や老化のスピードを早める原因になるのが、強い酸化力を持つ「活性酸素」。食品添加物を摂ることなどで腸内に活性酸素が充満すると「腸の老化」を招き、腸内フローラのバランスが乱れる原因になります。活性酸素を発生させる生活習慣を避けるとともに、体の「抗酸化力」を高めることが大切です。

活性酸素が病気を招く

活性酸素は本来殺菌や解毒などの重要な働きがあり、体内には活性酸素を消す防御機能もあります。しかし、大量の活性酸素が発生すると防御機能が間に合わなくなり、細胞の酸化が進んでいきます。活性酸素はがんをはじめ脳梗塞や心筋梗塞、アルツハイマーや認知症など２００種類以上の病気を引き起こす原因になり、私たちの健康を脅かします。

活性酸素を増やす原因

体内で活性酸素を発生させる原因には、ストレスや喫煙、飲酒、紫外線、パソコンやスマートフォンから発生する電磁波、水道水の塩素、食品添加物などがあげられます。現代の生活でこれらをすべて避けるのは難しいでしょう。しかし、体内で作られる抗酸化物質は20代をピークに減少するため、なるべく異物を体内に入れないように意識しましょう。

トランス脂肪酸の摂取に注意！

トランス脂肪酸は植物油を人工的に腐りにくくしたもの。体内で活性酸素を発生させるため、なるべく避けるようにしましょう。

トランス脂肪酸は脳へダメージを与える

人工的な脂肪酸であるトランス脂肪酸は、体内に入ると異物とみなされ免疫細胞が強力に働きます。そのため免疫力の低下の原因に。また、トランス脂肪酸を過剰に摂取し続けると脳にダメージを与え、認知症のリスクが高まります。

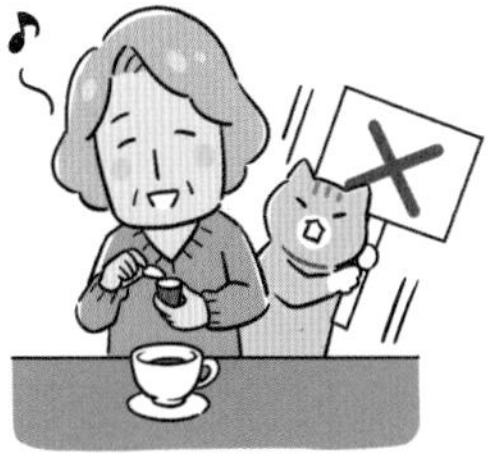

コーヒーフレッシュには
トランス脂肪酸の他、
食品添加物が含まれるのでNG

トランス脂肪酸が含まれる食品

トランス脂肪酸はマーガリンや植物性生クリーム、パンやお菓子の材料に使われるショートニングなどに含まれます。加工食品の原材料に「植物性油脂」と書いてあるものにもトランス脂肪酸が含まれているので注意。

野菜をたっぷり食べて抗酸化！

体内の活性酸素を消すには、色とりどりの野菜をたっぷり食べることが大切です。「抗酸化ビタミン」と言われるビタミンA、C、Eの他、活性酸素の吸収能力を示す「オラック値」の高い、アスパラガス、レタス、ブロッコリーがおすすめ。

フィトケミカル（→P60）が
豊富な野菜は抗酸化作用が高いよ

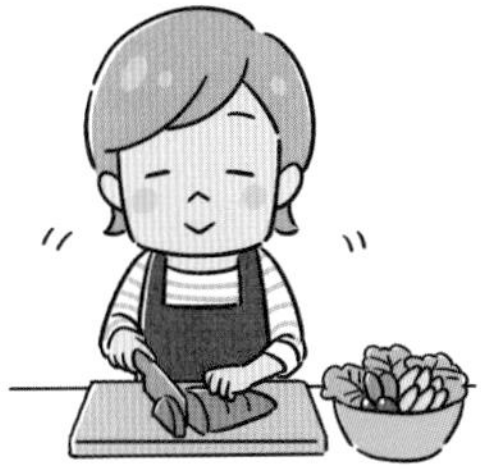

デブ菌とヤセ菌

「デブ菌」優勢の腸が肥満や不調を招く

腸内細菌には善玉菌、悪玉菌、日和見菌が存在しますが、日和見菌の中はさらに「デブ菌」と「ヤセ菌」に分類されます。デブ菌は肥満を招くとともに、腸内フローラの乱れや免疫力の低下など様々な不調をもたらします。デブ菌のエサとなるような食事を避け、ヤセ菌を優勢にすることで体質改善を目指しましょう。

ヤセ菌は善玉菌の味方

最近の研究によると、善玉菌も悪玉菌も全体の20％以上には増えないことがわかっています。最大勢力である日和見菌のうち、ヤセ菌は善玉菌を好むという特徴があるため、デブ菌を減らし、ヤセ菌を優勢にしておくことで腸内環境はよくなります。発酵食品などで善玉菌を取り入れるとともに、ヤセ菌が喜ぶ食事（→33ページ）を意識しましょう。

デブ菌で肥満体質に

デブ菌には、わずかな食べものから大量のエネルギーを吸収するという性質があります。消費されなかったエネルギーは脂肪となり肥満の原因に。「あまり食べていないのに太る」と感じる人は日和見菌がデブ菌優勢になっている可能性大。腸内フローラのバランスの乱れや免疫力の低下など、健康に悪影響が出るため早めの改善が必要です。

デブ菌・ヤセ菌の特徴

デブ菌が増えると太りやすくなるだけでなく、健康にも影響があります。ヤセ菌を優勢にして不調を解消しましょう。

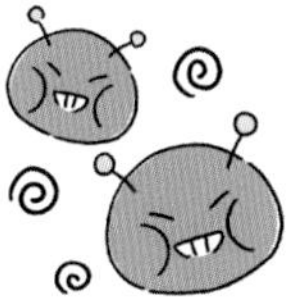

デブ菌

所属：日和見菌 フィルミクテス門

- 悪玉菌になびきやすい
- エネルギーを吸収しやすい
- 脂肪や糖質が多く、高カロリーの食事を好む

デブ菌が増えるとこんな不調も…

- 感染症にかかりやすくなる

肥満は免疫にとって異常事態。病原体が侵入した時の対応も遅くなり感染症にかかりやすくなる恐れも。

- イライラしやすくなる

デブ菌や悪玉菌が優勢になると、幸せ物質のセロトニンやドーパミンが脳までスムーズに運ばれなくなり、イライラや不安を感じやすくなります。

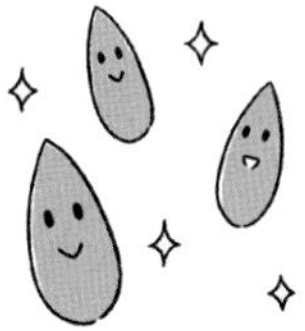

ヤセ菌

所属：日和見菌 バクテロイデス門

- 善玉菌になびきやすい
- 代謝を活発にする
- 高食物繊維、低脂肪の食事を好む

ヤセ菌は短鎖脂肪酸を作る

ヤセ菌が食物繊維を分解させる際に短鎖脂肪酸を作ります。この物質は腸粘膜の修復や、腸内フローラの活性化、肥満予防、炎症改善など様々な働きがあります。

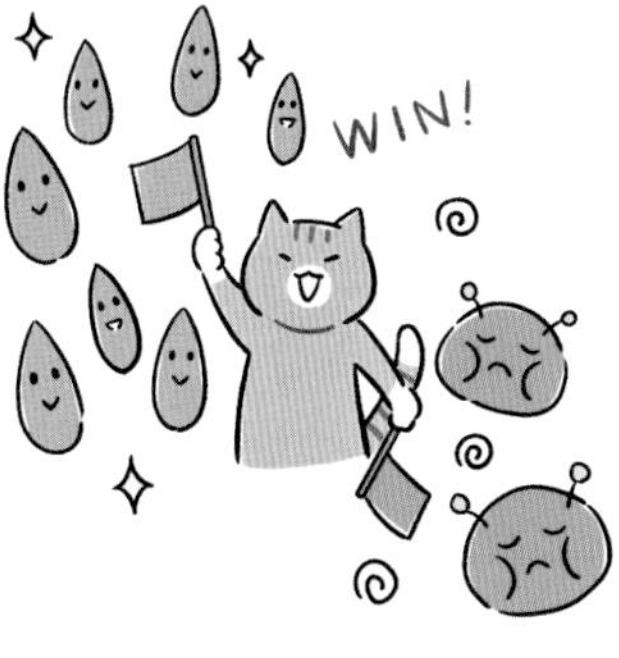

ヤセ菌とデブ菌は腸内で拮抗して
棲みついているので、
ヤセ菌が増えれば必然的に
デブ菌の数は減ります

デブ菌を増やすNG食生活

腸内細菌はそれぞれ好むエサを得て繁殖し、活動力を高めます。デブ菌のエサを与えなければ増殖を防ぐことができます。

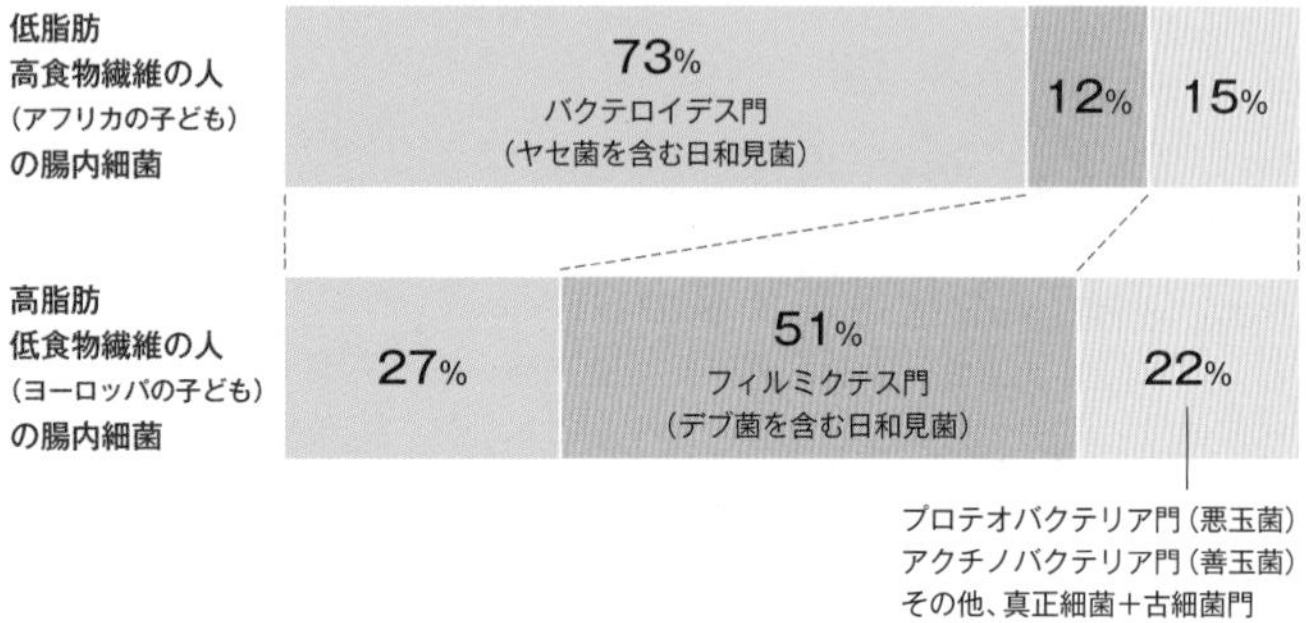

低脂肪
高食物繊維の人
（アフリカの子ども）
の腸内細菌
73%
バクテロイデス門
（ヤセ菌を含む日和見菌）
12%
15%
高脂肪
低食物繊維の人
（ヨーロッパの子ども）
の腸内細菌
27%
51%
フィルミクテス門
（デブ菌を含む日和見菌）
22%
プロテオバクテリア門（悪玉菌）
アクチノバクテリア門（善玉菌）
その他、真正細菌＋古細菌門

出典：松木隆広他「ヒト腸内常在菌叢の構成と民族・食事・年齢による違い」
『実験医学』Vol.32 No.5 2014年より一部編集

ある調査で、高食物繊維・低脂肪の食事を摂るアフリカ人の子どもと、低食物繊維・高脂肪の食事を摂るイタリア人の子どもの腸内細菌を比べたところ、デブ菌とヤセ菌のバランスが全く違うことがわかりました。毎日何を食べるかで日和見菌のバランスは変えることができるのです。

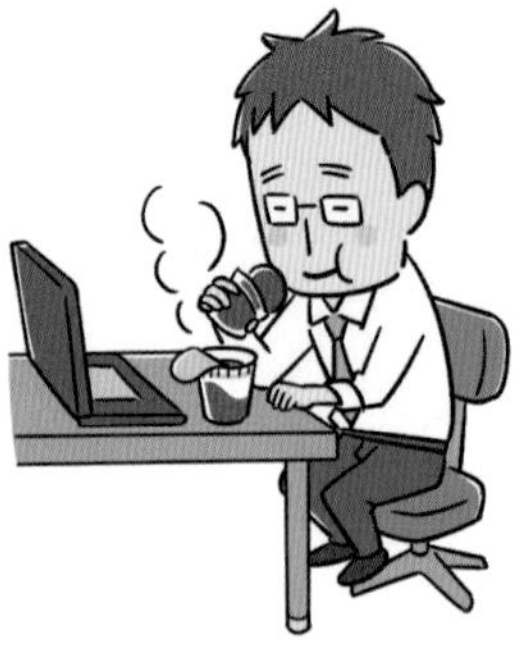

菓子パンやカップラーメンで食事を済ますのはNG

デブ菌を増やす食習慣

高糖質・高脂肪・低食物繊維であるごはんやパンなどの糖質、揚げ物や肉などの脂肪が多く、野菜が少ない食事はデブ菌の大好物。丼物やラーメンは避けて。

ヤセ菌を増やす食事

ヤセ菌は、デブ菌とは反対に高食物繊維、低脂肪の食事を好みます。野菜をたっぷり摂り、油の多い肉などは控えめにしましょう。

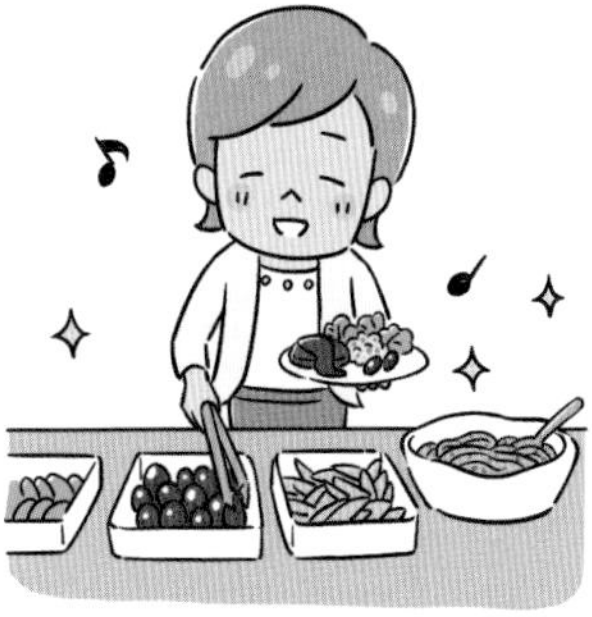

ランチならファミレスや定食屋など
野菜が摂れる店を選んで

主食は控えめに

炭水化物中心の食事は早食いになりやすく、知らぬ間に高カロリーを摂取してしまいます。主食は控えめに、野菜たっぷりを意識して。

食物繊維＋酢を摂る

ヤセ菌は食物繊維を分解する際に短鎖脂肪酸を作りますが、酢を一緒に摂ることで産生量を増やすことができます。

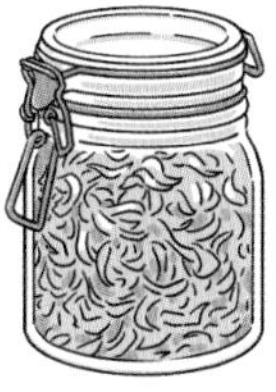

漬け汁も栄養豊富なので、
薄めてドレッシングなど
に活用を

作り置きにおすすめ！ 酢キャベツの作り方

材　料　キャベツ…大1/2個
酢…400～500mℓ
塩（天然塩）…小さじ2

作り方　千切りにしたキャベツを塩もみし、しんなりしたら保存容器に入れてキャベツが浸かるまで酢を入れます。半日漬け込んだら食べごろです。冷蔵庫で約1週間保存可。

腸の働きを高める生活リズム

規則正しい生活で腸の働きを活発に

腸は1日中活発に働くのではなく、昼間は停滞し、副交感神経が優位になる夜に活性化するというリズムを持っています。腸内細菌も1日の中で数や活動を変化させ、腸のリズムに刺激を与えるとともに、私たちの体内時計を整えてくれます。不規則な生活やストレスは腸の働きを妨げます。できるところから改善を。

腸が働くのは夜間

腸には、主に「消化」「吸収」「免疫」「浄血」「排泄」「合成」「解毒」の働きがあり、腸内細菌はそれらを助ける役割があります。昼間は休み、夜間に活性化するのが腸の活動サイクル。そして朝になると、体内の不要物が便として排出されます。私たちが規則正しい生活を送ることで、腸の活動も正常に行うことができるのです。

睡眠不足はNG

睡眠不足はストレスとなって交感神経を優位にさせ、ストレスホルモンを分泌させます。このホルモンが大量に分泌されると、胃腸の機能障害や免疫力の低下の原因に。病原体が体内に侵入しても排除できず様々な病気にかかりやすくなります。免疫力を高めるには昼夜逆転の生活は避け、質のよい睡眠を確保することが必須です。

体内時計を整える 朝と夜の過ごし方

腸のためには、「日の出とともに起き、日が暮れれば休む」という生活が理想。まずは朝と夜の生活習慣を整えるところからはじめましょう。

朝は日光を浴びて軽く体を動かすと体内時計が整います

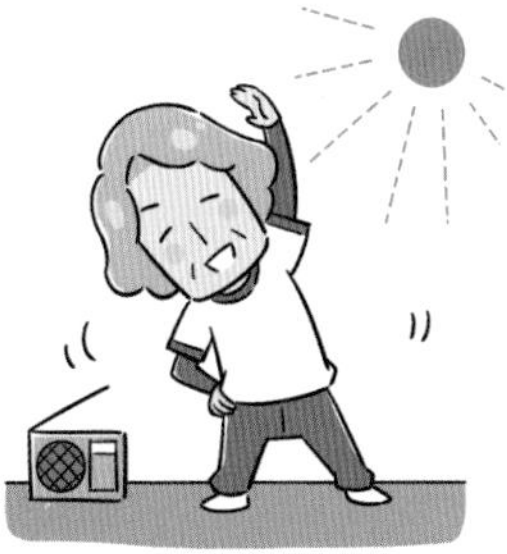

朝

腸のスイッチが切り替わる時間。朝食を摂ると、強い収縮運動（大ぜん動）が起こり、スムーズな排便を促します。寝起きにコップ 1 杯の水を飲むのもおすすめ。胃が刺激されるとともに、便を柔らかくする効果も。

夜

腸が活発に活動を行う時間。外部からの刺激はできるだけ減らし、リラックスした時間を過ごしましょう。

夕食

21 時までに食べ終わり、就寝まで 2 時間あけるのがベター。食後 2 時間経つと食べたものが胃から小腸に移動し、小腸が活動をはじめると副交感神経が活性化されます。どうしても 21 時以降に食べる場合は「腹 6 分目」を意識し、炭水化物は控えめに。

入浴

免疫力を高めるためには体温を高く保つことが大切。シャワーだけで済ませず、15 分～ 20 分ほどお湯に浸かり、体の深部まで温めましょう。

睡眠の質を高めるために…

スマートフォンやパソコンは就寝 1 時間まえにオフ。ブルーライトの刺激はとても強く脳を覚醒させてしまいます。

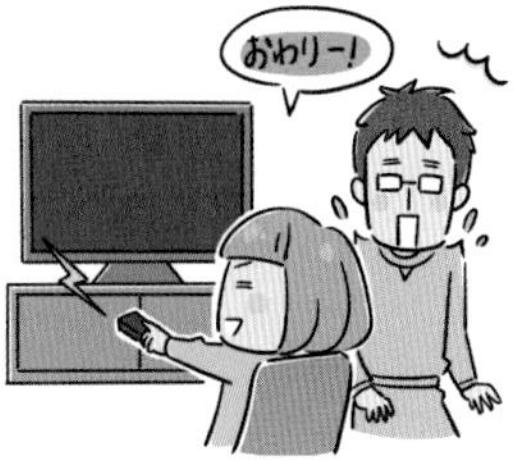

テレビの見過ぎはNG。
与えられる情報が多いと脳疲労が起こり、
副交感神経のスイッチが入りません

パスタやパンで「腸もれ」に！

「腸もれ」とは、腸内の粘膜に細かな穴があき、そこから腸内細菌や未消化の食べものなどがもれ出る現象のこと。「グルテンフリー」の生活を心がけることで腸もれを予防・改善することができます

腸内の毒素や病原体が血液中に漏れ出ることも

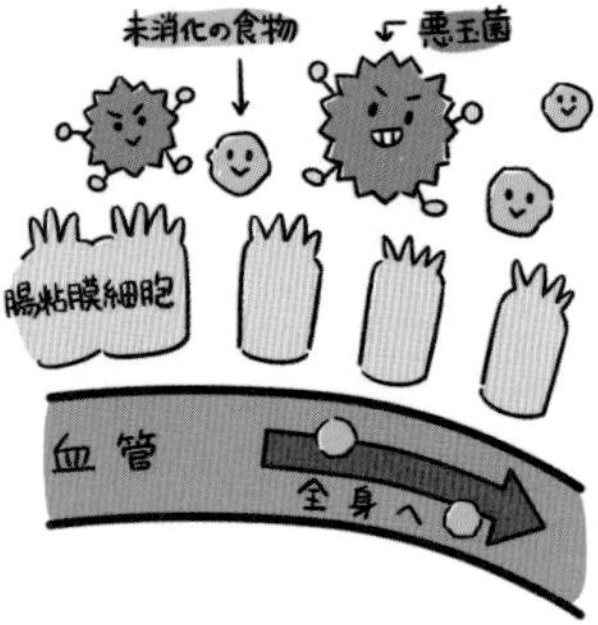

「腸もれ」で免疫力ダウン

腸から漏れ出た腸内細菌や未消化の食べものは、「異物」と判断され、攻撃対象に。慢性炎症（→P27）を引き起こし、免疫力の低下を招く他、下痢や疲労感、食物アレルギー、動脈硬化など様々な不調の原因に。

小麦食品は週２回に

腸もれに大きく関係しているのが小麦食品に含まれる「グルテン」。グルテンの消化できなかった未消化物が、腸壁を傷つけていることが多いのです。パスタやラーメンなどは週２回程度を目安に。

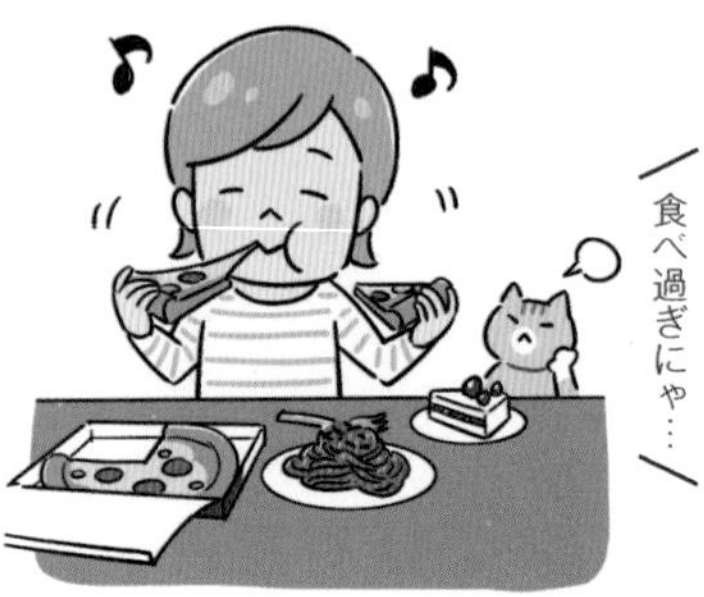

めん類やピザ、パン、ケーキ、クッキーなど、小麦は様々な食品に使われています。粉物、めん類以外の和食中心にすると自然と「グルテンフリー」に。

第2章

免疫力を上げる食事

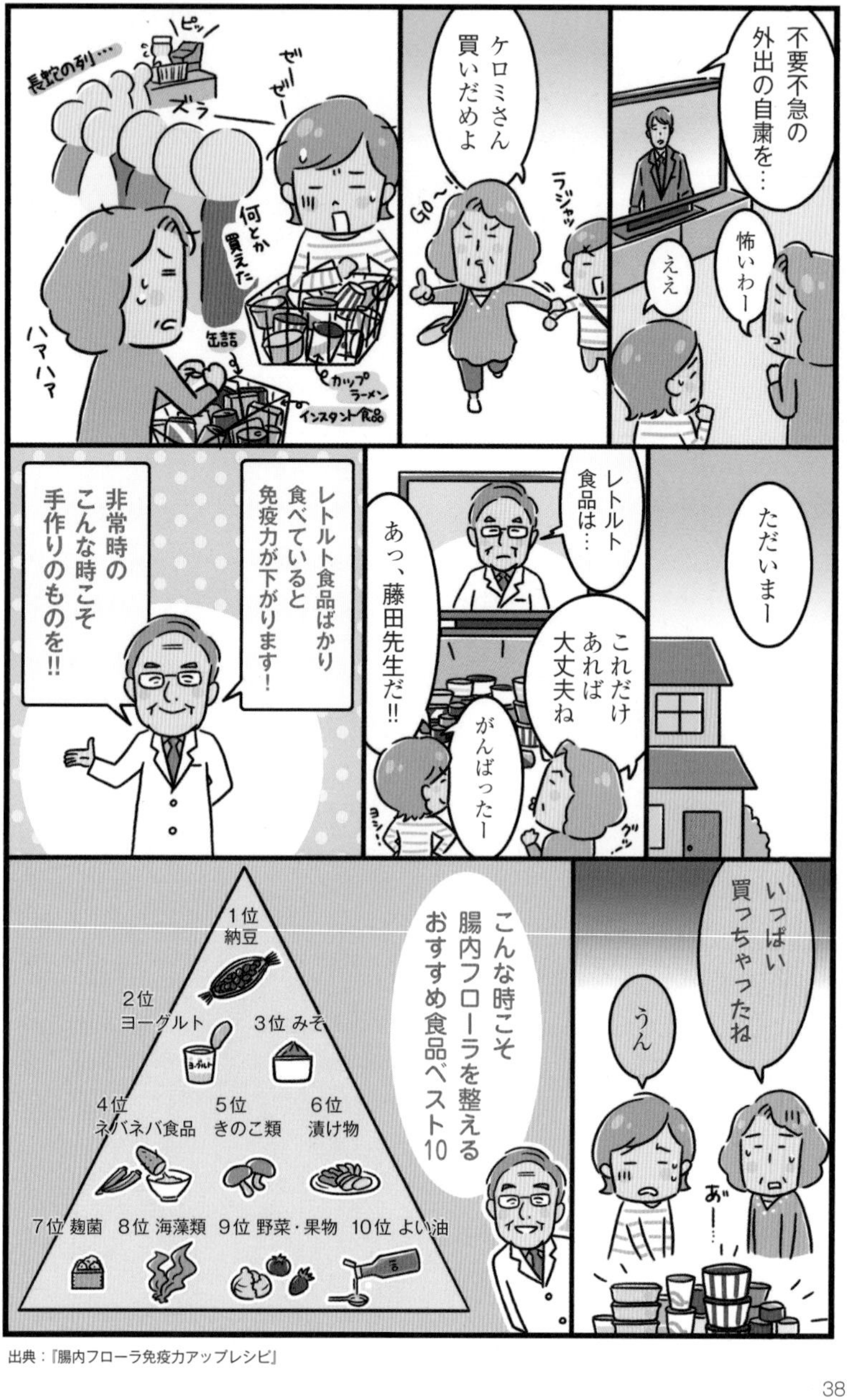
不要不急の外出の自粛を…
怖いわー
ええ
ケロミさん買いだめよ
GO～!!
ラジャッ
長蛇の列…
ピッ
ゼーゼー
ズラ
何とか買えた
缶詰
カップラーメン
インスタント食品
ハァハァ
ただいまー
レトルト食品は…
あっ、藤田先生だ!!
これだけあれば大丈夫ね
がんばったー
グッ
レトルト食品ばかり食べていると免疫力が下がります!
非常時のこんな時こそ手作りのものを!!
いっぱい買っちゃったね
うん
あ゛ー…
こんな時こそ腸内フローラを整えるおすすめ食品ベスト10
1位 納豆
2位 ヨーグルト
3位 みそ
4位 ネバネバ食品
5位 きのこ類
6位 漬け物
7位 麹菌
8位 海藻類
9位 野菜・果物
10位 よい油

出典：『腸内フローラ免疫力アップレシピ』

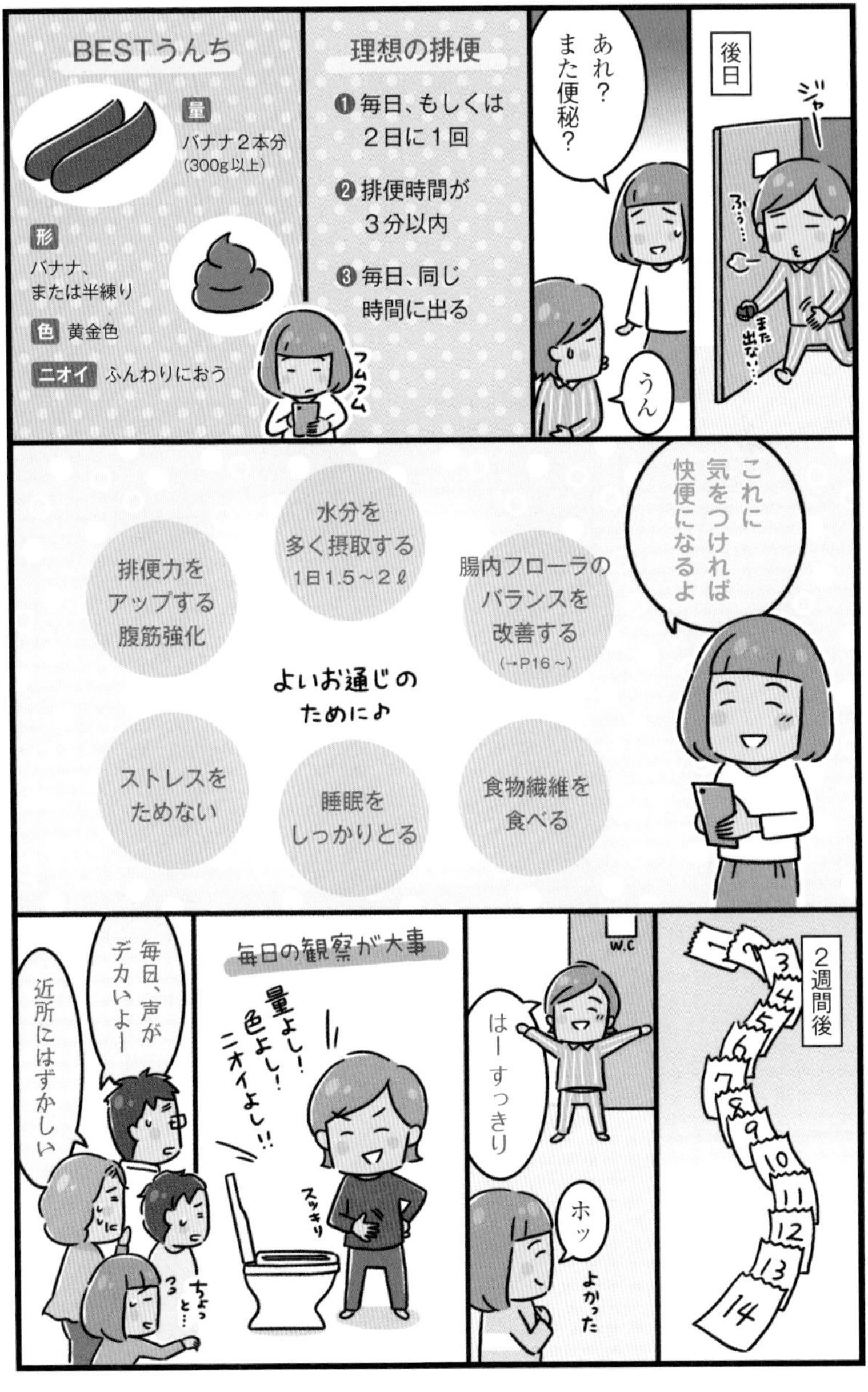
後日
ジャー
ふぅ…
また出ない…
あれ？また便秘？
うん
理想の排便
❶毎日、もしくは2日に1回
❷排便時間が3分以内
❸毎日、同じ時間に出る
BESTうんち
量 バナナ2本分（300g以上）
形 バナナ、または半練り
色 黄金色
ニオイ ふんわりにおう
フムフム
これに気をつければ快便になるよ
よいお通じのために♪
水分を多く摂取する 1日1.5～2ℓ
排便力をアップする腹筋強化
腸内フローラのバランスを改善する（→P16～）
ストレスをためない
睡眠をしっかりとる
食物繊維を食べる
2週間後
W.C
はーすっきり
ホッ
よかった
毎日の観察が大事
量よし！色よし！ニオイよし!!
スッキリ
毎回、声がデカいよー
近所にはずかしい
ちょっと…

免疫力アップの野菜❶

硫化アリルとイソチオシアネートがカギ

野菜で免疫力アップの効果を発揮するものは硫化アリルやイソチオシアネートを多く含んだもの。硫化アリルは体内でアリシンという成分に変わり、高いがん予防の効果や抗菌・抗ウイルス作用が期待できます。イソチオシアネートも発がん抑制作用があると注目の成分。

ニンニク

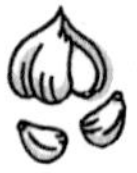

生で食べると効果は高いですが、食べ過ぎは胃を荒らすので1日4グラム程度に。加熱したものは血液をサラサラにする効果も。

旬 5～7月

キャベツ

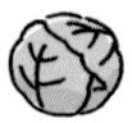

イソチオシアネートの他、水溶性と不溶性の食物繊維をあわせ持つので食前に生で食べると食べ過ぎ予防に。

旬 3～5月、7～8月

タマネギ

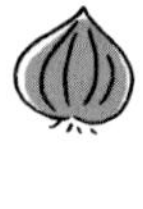

切ると硫化アリルが発生。ただ加熱すると効果が弱まってしまうので、効果を期待するなら生で食べましょう。

旬 4～5月

ニラ

硫化アリルは根元の白い部分に豊富なので切り捨てずに使いましょう。加熱し過ぎると失われるので弱火で短時間調理に。

旬 11～3月

免疫力アップのナンバー1のニンニクを使って

豚肉ステーキすりおろしニンニク添え

20分

材 料 (2人分)　豚肉（ステーキ用ロース肉2枚）
　　　　　　…200g
　　　　　　塩・こしょう・オリーブオイル…
　　　　　　少々

おろしニンニク…2かけ
（1人4g程度）

作り方　1　豚肉に塩、こしょうをします。

　　　2　フライパンにオリーブオイル
　　　　　を入れて中火で熱し、豚肉を
　　　　　入れて焼きます。

　　　3　しっかり焼き色がついたら裏
　　　　　返して焼きます。

　　　4　火が通ったら3を器に盛り、
　　　　　おろしニンニクを添えます。

生のニンニクの
食べ過ぎはNG

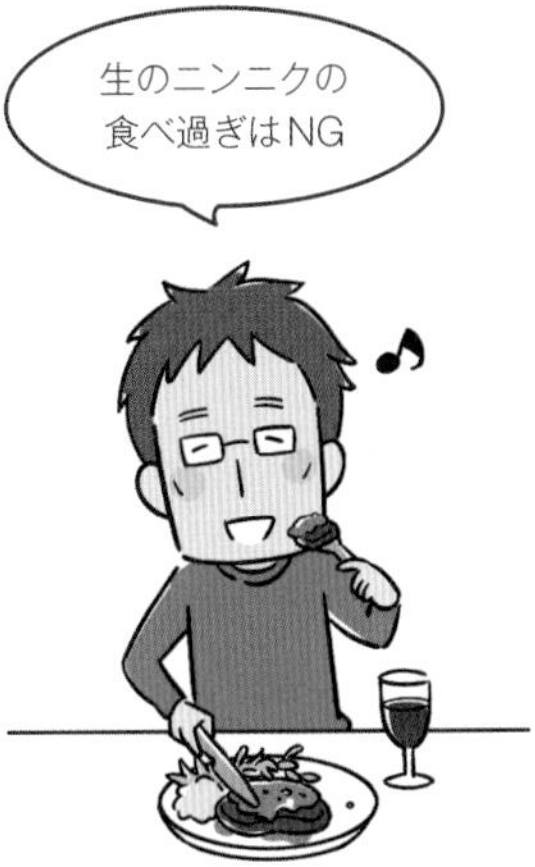

手軽に胃腸を癒し免疫力もアップ

食前キャベツ

5分

材 料 (2人分)　キャベツ…200g
　　　　　　みそ…適量

作り方　1　キャベツを千切りにします。

　　　2　器に盛り、みそを添えます。

胃腸も癒す
食べ合わせですよ！

 の位置に「2章 食事」のタブがあります。

2章 食事

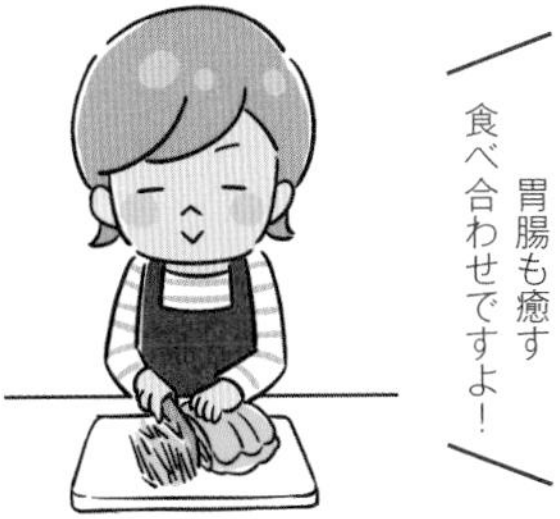

免疫力アップの野菜❷

免疫細胞の活性化を促すビタミンC

ほとんどの野菜に含まれるビタミンCには、免疫細胞の働きを促進する作用があります。ただビタミンCはとてもデリケートなので、洗うだけで流れ出るし、長い時間熱を加えると壊れてしまいます。効率よく摂取するには、サラダを作り、なるべく早く食べることです。

赤や黄のパプリカ

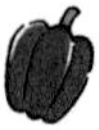

熱に弱いビタミンCですが、パプリカは果肉に厚みがあるので、加熱してもビタミンCが壊れにくいのが特長です。

旬 7～10月

ピーマン

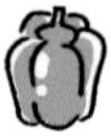

ピーマンは縦切りにすると、苦みや独特の青臭さが抑えられます。サラダに入れるとビタミンCもたっぷり摂れます。

旬 6～9月

パセリ

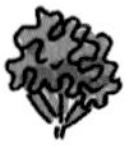

ビタミンCやミネラルが豊富。みじん切りにしてスープやサラダにかけるなどして、こまめに食べるのがおすすめです。

旬 通年

ブロッコリー

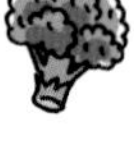

ビタミンCやカロテンが豊富で抗酸化作用や解毒作用もあるといわれています。ゆで時間は短くし、茎も食べましょう。

旬 11～3月

カリフラワー

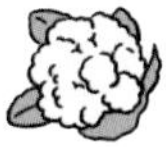

カリフラワーのビタミンCは加熱しても壊れにくいので、さっとゆでてサラダや料理に。茎にもビタミンCがたっぷり。

旬 11〜3月

カイワレ大根

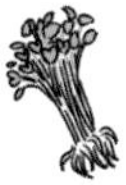

大根の発芽直後の芽と茎が食用になっている食材です。ビタミンCやミネラルなどが豊富。根だけ切って生のまま。

旬 通年

トマト

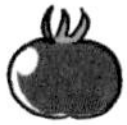

ビタミンCやA、カリウム、ルチンが豊富。赤い色の成分リコピンには、抗酸化作用があり、加熱すると吸収率がアップします。

旬 通年

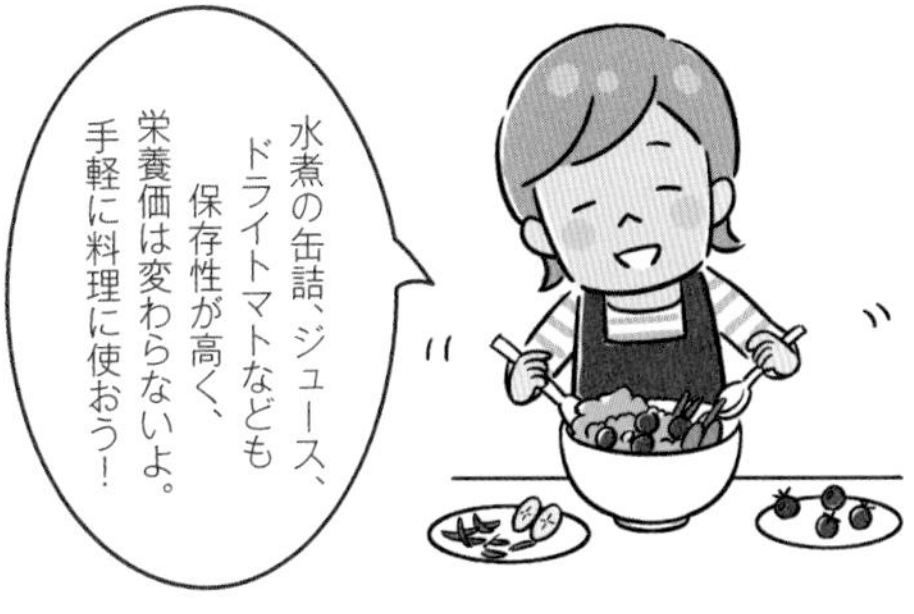
水煮の缶詰、ジュース、ドライトマトなども保存性が高く、栄養価は変わらないよ。手軽に料理に使おう！

コンビニやスーパーのサラダよりもミニトマト数個で

コンビニエンスストアやスーパーで売っているサラダやカット野菜は手軽ですが、野菜の下処理や容器や調理器具の洗浄などで消毒剤が使われています。食品の安全性や体への影響はないといわれていますが、化学薬品である以上、体内に入ると活性酸素を発生させる原因に。できるだけサラダは手作りに。時間がない時はミニトマトを数個食べるだけでもOK。

簡単・時短でできる発酵食品

パプリカのピクルス

5分（保存袋に入れるまで）

材　料　赤や黄パプリカ…２個　５％濃度の食塩水（500㎖の場合、塩 25g）

作り方

1 パプリカは１～1.5cm幅の細切りにします。

2 清潔なジッパー付き保存袋に**1**を入れ、パプリカが浸るまで食塩水を注ぎます。なるべく空気を抜いてジッパーを閉じて冷暗所へ。

3 ３日～１週間おき、水分から気泡が出て、味をみた時に酸味が出ていれば食べごろです。

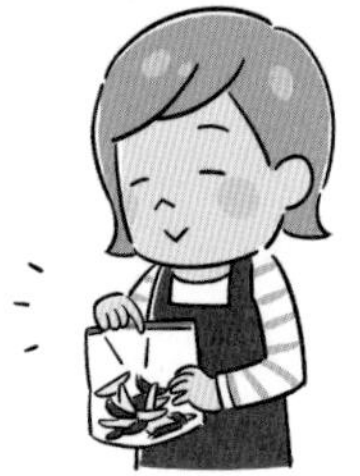
密閉すれば６ヵ月は
保存できます

栄養豊富で毎日でも食べたい！

ブロッコリーのナムル

10分

材　料　ブロッコリー（大）…１株（約300g）
塩・こしょう…少々
A［ごま油…大さじ２
白すりごま…大さじ１
A［しょうゆ…小さじ２
砂糖…小さじ１
おろしニンニク…小さじ１

作り方

1 ブロッコリーは小房に分け、塩少々を加えた熱湯で２～３分ゆでます。ザルに上げ水気を切り、粗熱を取ります。

2 ボウルにAを入れて混ぜます。**1**を加えてさっと混ぜ、塩、こしょうで味をととのえます。

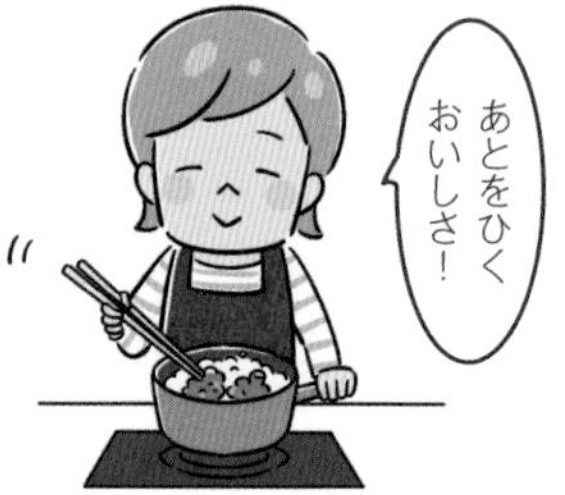
あとをひく
おいしさ！

ビタミンCもβ-カロテンも摂れる！

ニンジンとパプリカのイエロースムージー

5分

材料（1人分）

ニンジン…1/4本（40g）
黄パプリカ…1/4個（30g）
オレンジ…1個（150g）
プレーンヨーグルト…50g
水…50mℓ

作り方

1 ニンジン、黄パプリカは薄切りに、オレンジは皮をむいてざく切りにします。

2 すべての材料をミキサーに入れて攪拌《かくはん》します。

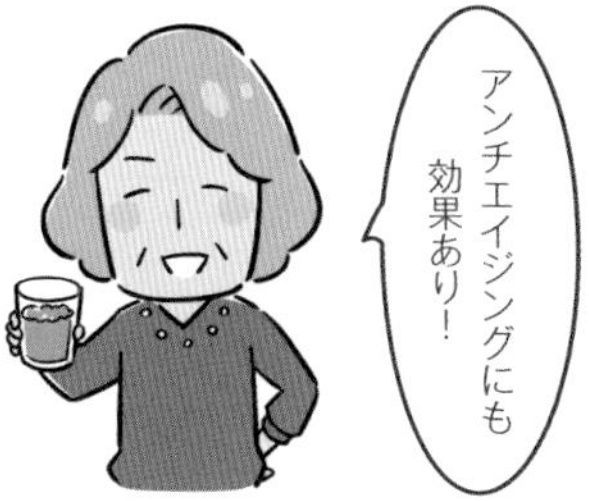
アンチエイジングにも効果あり！

茎まで食べてビタミンCをたくさん摂ろう

ブロッコリーのピカタ

15分

材料（2人分）

ブロッコリー…1/2株（約120g）
A［卵…1個
　 粉チーズ…大さじ1
サラダ油…大さじ1
小麦粉・トマトケチャップ…少々

作り方

1 ブロッコリーは小房に分け、茎は皮を厚めにむき、食べやすく切り、耐熱皿に並べて水をふり、ラップをかけて電子レンジ（600W※）で2分ほど過熱し、そのまま5分ほどおいて蒸らします。

2 ボウルにAを入れ混ぜます。

3 1を縦2～3つに切り小麦粉をまぶします。

4 フライパンにサラダ油を入れ中火で熱し、3に2をからめて両面を焼き、器に盛ってケチャップをかけます。

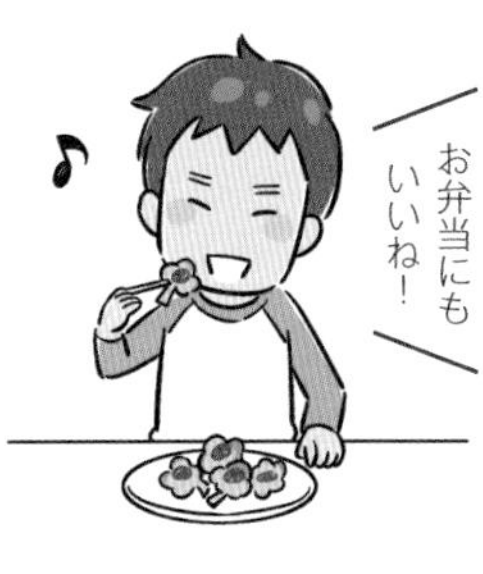
♪
お弁当にもいいね！

※電子レンジのワット数が違う場合は加熱時間の調節を

免疫力アップの果物

手軽に食べられる果物で免疫力アップ

ビタミンCは果物にも多く含まれます。優秀食材はレモンやオレンジなどの柑橘系、キウイフルーツ、イチゴやブルーベリーなどのベリー類や柿です。さらにバナナは免疫力を高める効果が抜群。果物は洗うだけ、皮をむくだけで栄養をそのまま摂れるので、毎日食べたいですね。

バナナ

手軽に食べられるバナナは、ミネラル、ビタミンB群、食物繊維が豊富で、特に抗酸化力や抗がん作用は果物の中でもトップ。

旬 通年

柑橘類

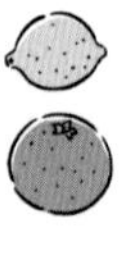

ビタミンCやカロテン、クエン酸も豊富。特に薄皮や白いすじにはビタミンCの吸収率を高めるビタミンPが含まれるので、捨てずに食べましょう。

キウイフルーツ

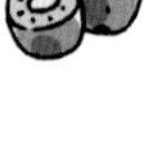

ビタミンC、食物繊維、ミネラルが豊富です。完熟前に収穫されるので、購入した時に硬いものは、常温で追熟を。

旬 国産…11月、輸入…通年

ベリー類

ビタミンCやミネラルの他、ポリフェノールが多く含まれているのがベリー類。加工品も多いのでこまめに食事に取り入れましょう。

焼くとオリゴ糖がたっぷり増え、さらに免疫力がアップ

焼きバナナ

20分

材　料（1人分）　バナナ…1本

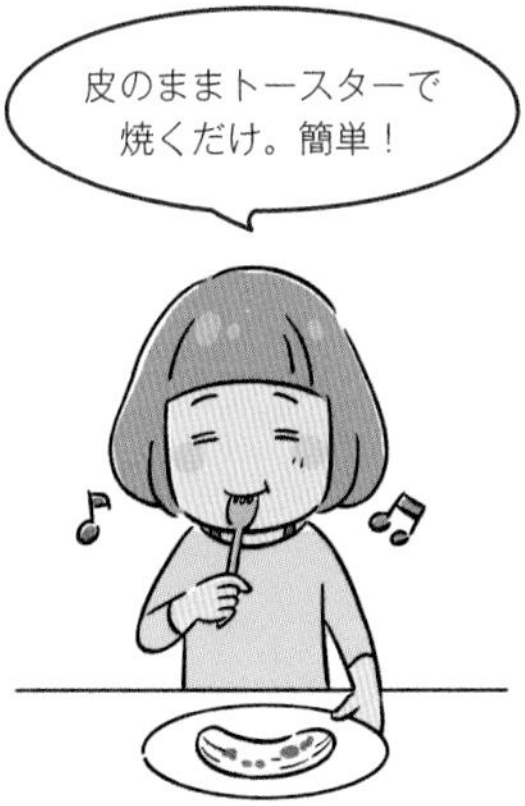

作り方

1 アルミホイルの上に皮をむかずにバナナを置き、トースターに入れ5〜10分焼きます。

2 裏返して5〜10分焼きます。皮が真っ黒になったらできあがりです。

焼きバナナはおやつにもいいですが、朝食に食べるのもおすすめ。焼きバナナと温かい牛乳で、しっかり栄養とエネルギーが摂れます。

バナナは黒斑点が出てからのほうが免疫力アップの効果を発揮

バナナは皮に黒い斑点があるもののほうが免疫細胞を増やす働きが強くなり、免疫力アップの効果が高いです。そのため買ったばかりよりも、数日おいてから食べるほうがおすすめ。また体を作ったり、調子を整えたりするのに欠かせない酵素や腸内環境をよくする食物繊維も増えます。小腹がすいたら、お菓子ではなくバナナを食べましょう。

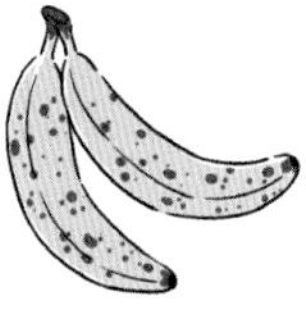

免疫力アップの食品

免疫力の強化には必須のビタミンB群

生命活動に欠かせないビタミンB群は、免疫力の強化にも大切です。ビタミンB群にはB_1、B_2、B_6、B_{12}、ナイアシン、パントテン酸、葉酸、ビオチンなどがあります。食材からビタミンB群を摂り、効率よく働かせるには食物繊維をたっぷり摂って、腸内細菌を活性化させることも大切です。

レバー

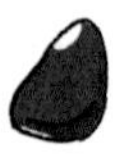

レバーにはビタミンB群がとても豊富。特に鶏レバーにはB_1、B_2、B_6、B_{12}、葉酸が豊富です。ただビタミンAも多いので、過剰摂取にならないよう注意して。

ウナギ

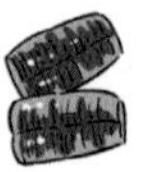

ウナギにはビタミンB_1、B_2が、また、胆には葉酸が豊富です。ただ、ウナギもビタミンAが豊富なので、摂り過ぎには注意が必要です。

卵

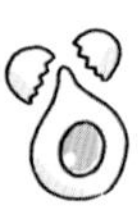

ビタミンB群が豊富な卵ですが、調理法によって吸収率が変わります。熱に弱いビタミンB群を効率よく摂れるのは生食。次に温泉卵や半熟卵です。

納豆

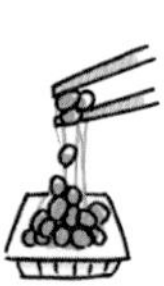

ビタミンB群や食物繊維も豊富な納豆。発酵食品と一緒に食べると相乗効果で腸内環境を整えてくれます。常温でよく混ぜて食べるのがおすすめです。

硫化アリルを一緒に摂ってビタミンB1の吸収率をアップ

鶏レバーとニラの和え物

30分

材料（2人分）
- 鶏レバー…100g
- ニラ…1束
- しょうゆ…大さじ1/2
- みりん…大さじ1
- A
  - おろしニンニク…大さじ1
  - 赤唐辛子のみじん切り…1/2本分
  - しょうゆ…大さじ1と1/2
  - ごま油…小さじ2

作り方

1 鶏レバーはひと口大に切って水洗いをし、かぶるくらいの水に10分ほどつけます。

2 **1**の水気をペーパータオルでふいて鍋に入れ、しょうゆとみりんを加えます。弱火で混ぜながら汁けがなくなるまでいり煮します。

3 ニラは熱湯でさっとゆでて水にさらしてさまし、水気を絞って長さ3cmに切ります。

4 ボウルにたれの材料を入れて混ぜ、**2**、**3**を加えて和えます。

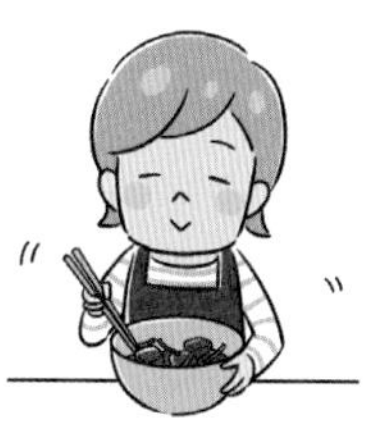

市販の焼き鳥のレバーを使うと手軽！

免疫力の効果をアップさせる組み合わせ

鶏レバーのガーリックオイルマリネ

（マリネ時間） 20分

材料（2人分）
- 鶏レバー…200g
- ニンニク（薄切り）…1かけ
- ウスターソース…小さじ2
- オリーブオイル…大さじ1
- A
  - 塩・こしょう…各少々
  - 酢…大さじ2

作り方

1 鶏レバーはひと口大に切り、流水で洗い、水気をペーパータオルでふいてウスターソースをもみこみます。

2 フライパンに**1**、オリーブオイル、ニンニクを入れてフタをして強火にかけ、音がしてきたら中火にして5～6分加熱します。

3 火を止めてAを加えて混ぜ、マリネします。

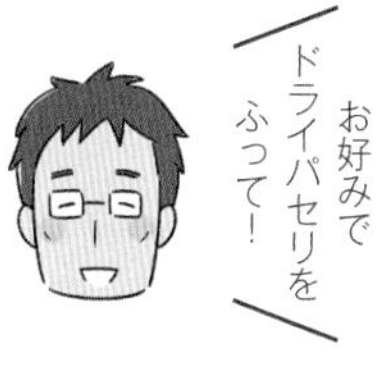

腸内フローラ健康法❶

食事の6割は全粒穀類、野菜、豆類に

腸内フローラの黄金バランスを保つために実践してほしいのは、毎日の食事の6割を野菜類、豆類、果物類、全粒穀類などの植物性食品にすることです。現代型の食事は白米、パン、ラーメン、パスタ、うどんなど食事のほとんどが白い主食で占められています。まずこれをやめましょう。

野菜類

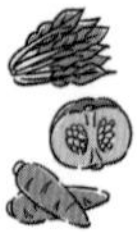

野菜類は腸内環境を整える栄養素がたっぷり含まれるので、毎食たっぷり摂りたいもの。根菜類、葉野菜、ネバネバ野菜などバランスよく取り入れましょう。

豆類

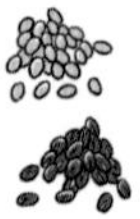

腸内環境を整えるために摂りたいのは、腸内の掃除をする不溶性食物繊維の多い豆類。缶詰やドライパックなどは、使いやすくて便利です。

果物類

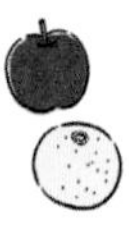

腸内環境を良くするためには、善玉菌の数を増やすことも大切。バナナやりんご、イチゴなどは善玉菌のエサになる食材なので積極的に摂りましょう。

全粒穀類

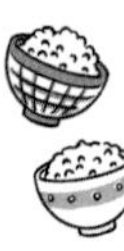

玄米や五穀米など本来の主食となる穀類は茶系です。全粒穀類は食物繊維も豊富で、免疫細胞の活動力を高める栄養素もたっぷり含まれます。

食物繊維がたっぷり摂れる

ひじきともち麦の和風サラダ

10分

材料（2人分）

カニかまぼこ…4本（32g）
オクラ…6本
もち麦（炊いたもの）…100g
大豆（水煮）…50g
蒸しひじき…50g
シソ…3～4枚
A［おろしショウガ…小さじ1
　ポン酢しょうゆ…小さじ4
　マヨネーズ…小さじ2

作り方

1 カニかまぼこは半分の長さに切って粗くほぐします。オクラはさっとゆでて7～8mm幅に切ります。

2 ボウルにAの材料を入れて、もち麦と大豆を加えて混ぜ、**1**と蒸しひじきを加えて混ぜます。

3 器に盛り、千切りにしたシソをのせます。

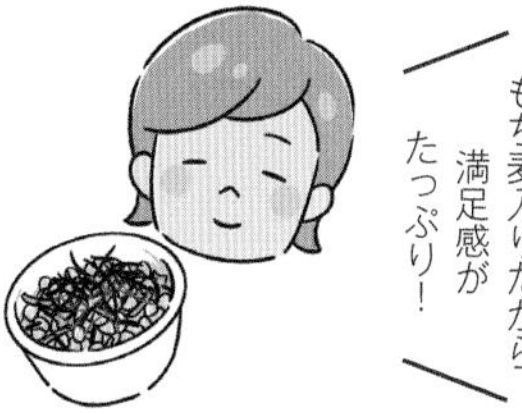
もち麦入りだから
満足感が
たっぷり！

さっぱり味にシャキシャキ食感がおいしい

千切りじゃがいもの梅酢和え

15分

材料（2人分）

じゃがいも…大1個（180g）
梅干し…1個
A［酒…大さじ2
　だし汁（できれば昆布だし）
　…大さじ2

作り方

1 じゃがいもは皮をむいて千切りにし、水でよく洗います。

2 鍋に湯を沸かして**1**をゆで、透き通ってきたらすぐにザルに上げて流水で洗い、水気を切ります。

3 梅干しは種を取って細かく刻み、Aとともに鍋に入れ、煮ます。粗熱が取れたら**2**を加えて和えます。

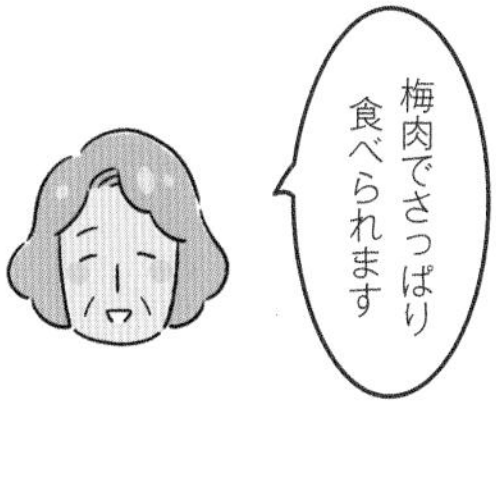
梅肉でさっぱり
食べられます

腸内フローラ健康法❷

日本古来の発酵食品で腸内細菌を活性化

発酵食品を摂ると、腸内が酸性になって善玉菌が増えやすくなり、腸内の多種多様な細菌の働きを活性化するので、免疫力が向上します。日本古来の発酵食品は植物性で日本人の腸と相性がいいのもポイントです。毎日の食事に1品は発酵食品を加えるようにしましょう。

納豆

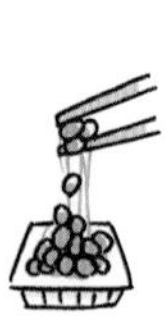

納豆菌には乳酸菌やビフィズス菌などの善玉菌を増殖させる働きがあります。さらに、食物繊維やミネラル、ビタミンも豊富です。

みそ

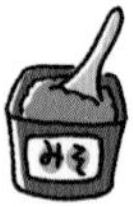

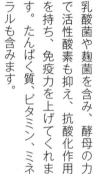

乳酸菌や麹菌を含み、酵母の力で活性酸素も抑え、抗酸化作用を持ち、免疫力を上げてくれます。たんぱく質、ビタミン、ミネラルも含みます。

塩麹

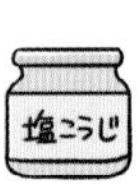

米麹に塩と水を混ぜ発酵させた調味料で、乳酸菌を多く含み腸内環境を整え、免疫力をアップさせます。ビタミンB群も多く含みます。

酢

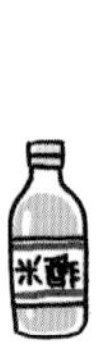

腸内を酸性に保ち、善玉菌を増やし、働きやすい環境を整える効果があります。食物繊維などと一緒に摂ると、便秘にも高い効果が期待できます。

しょうゆ

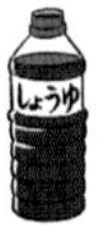

麹菌が大豆や小麦粉を発酵させてできたもの。アミノ酸、ビタミン、ミネラル、酵素など健康に役立つ様々な成分を含みます。

カツオ節

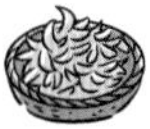

乾燥、カビつけなどの製造工程から作られる発酵食品。健康維持に欠かせないビタミン、ミネラルに加え、必須アミノ酸が豊富です。

ぬか漬け

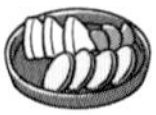

ビフィズス菌や乳酸菌など腸を元気にする菌を含んでいます。漬け込む野菜には食物繊維が豊富なので、一粒で二度おいしい食品です。

甘酒

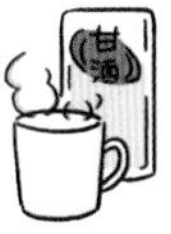

麹菌を含み、善玉菌のエサになるので、免疫活動を活性化させ免疫力を高めます。さらにブドウ糖、ビタミンB群、ミネラル、アミノ酸も豊富。

世界の発酵食品 キムチ、チーズ、ヨーグルト

発酵食品は外国にも多数あります。代表的なものはキムチやチーズ、ヨーグルトなど。キムチやチーズには乳酸菌が、ヨーグルトもビフィズス菌や乳酸菌を中心に、様々な菌が含まれています。

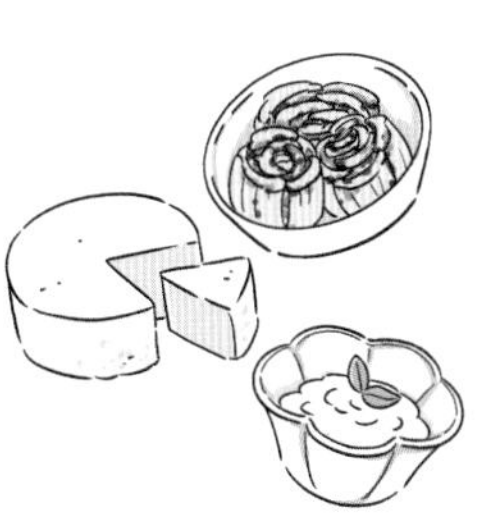

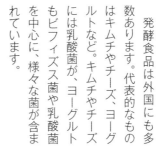

食物繊維の多い野菜を漬けこんで効果アップ

ぬか漬け

10分

材　料　市販のぬか床…適量
好みの野菜（キュウリ、ニンジン、セロリ、ナス、大根など）…適量

作り方
1 ぬか床を保存容器に入れます。

2 野菜は水洗いし、ぬか床に野菜がすべて隠れるように漬け込み、冷蔵庫で１～３日寝かせます。使った野菜は水洗いし、食べやすい大きさに切り器に盛りつけます。

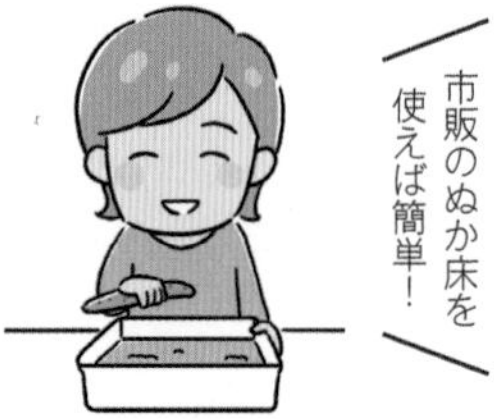
市販のぬか床を
使えば簡単!

常温で漬けるのであれば、カビが生えないよう毎日かき混ぜます

暑い時期にさっぱりとみそを食べられる

冷や汁

15分
（冷やす時間を除く）

材　料（2人分）

ミョウガ…２個	キュウリ…1/2 本	サバ水煮缶…１缶（190g）
オクラ…４本	すり白ごま…大さじ２	だし汁…200㎖
シソ…４枚	みそ…大さじ１	温かいごはん…２膳分

作り方
1 ミョウガは縦半分に切って斜め薄切りに、オクラはさっとゆでてから小口切りに、シソは千切りに、キュウリは薄い輪切りにします。

2 ボウルに白ごまとみそ、サバ水煮の缶汁を加えてよく混ぜ合わせます。

3 **2** に冷たいだし汁を加え、粗くほぐしたサバの身と **1** を加えて混ぜ、冷蔵庫で冷やします。

4 温かいごはんに、**3** をかけていただきます。

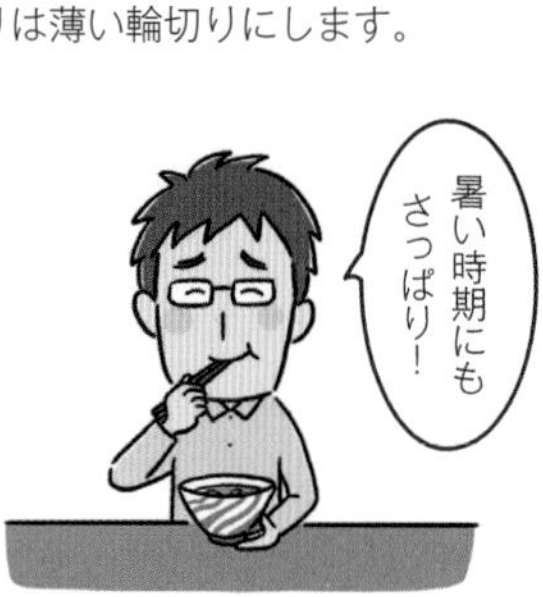
暑い時期にも
さっぱり!

良質のたんぱく質が塩麹でさらにパワーアップ

鶏ささみの塩麹ナゲット

20分
（漬け込む時間を除く）

材料（2人分）

鶏ささみ…大4本（240g）
おろしショウガ…小さじ1
おろしニンニク…小さじ1/2
しょうゆ…小さじ1/2
塩麹…大さじ2
片栗粉…小さじ4
揚げ油…適量
レモン1/4個

作り方

1 鶏ささみは筋を取り、やや大きめのひと口大に切ります。

2 ポリ袋におろしショウガ、おろしニンニク、しょうゆ、塩麹、1を入れてよくもみこみ、半日以上漬けておきます。

3 鶏ささみを取り出して水気を軽くふき、片栗粉をまぶし、160℃に熱した揚げ油でゆっくりきつね色になるまで揚げます。

4 器に盛り、カットしたレモンを添えます。

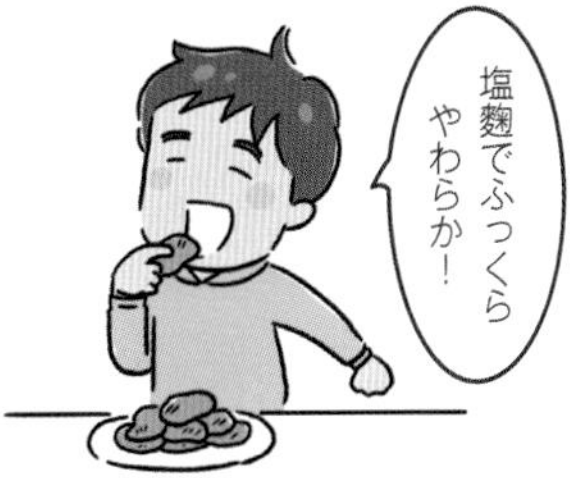
塩麹でふっくら
やわらか！

豆腐とみそで大豆の栄養をより引き出して

豆腐のみそ漬け

10分
（漬け込む時間を除く）

材料（2人分）

木綿豆腐…1丁

A［みそ…100g
　 みりん…50mℓ

作り方

1 Aを混ぜ合わせ、みそ床を作ります。

2 水切りした木綿豆腐をキッチンペーパーで包み、みそ床に一晩漬け込みます。

3 5mm～1cm幅に切って器に盛ります。

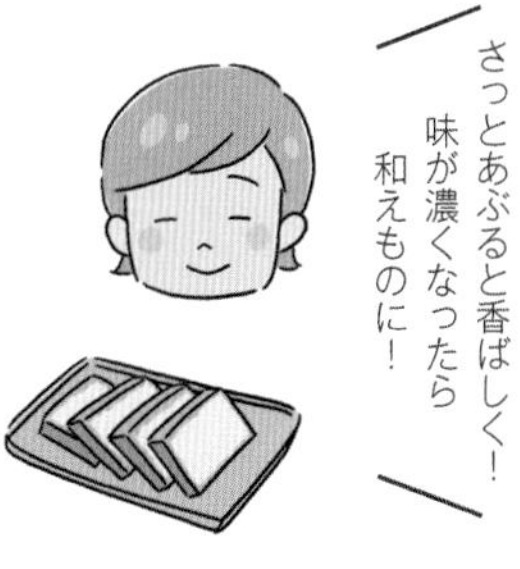
さっとあぶると香ばしく！
味が濃くなったら
和えものに！

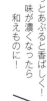

腸内細菌のエサとなる食物繊維とオリゴ糖

腸内細菌を増やすのに効果的なのは、食物繊維とオリゴ糖を摂ることです。これらは腸で分解・吸収できないのでたくさん食べても肥満にはなりません。むしろ、腸内でこれらを発酵させて腸内細菌のエサとなるので、腸内細菌を増やし活性化させ免疫力のアップにつながるのです。

大豆

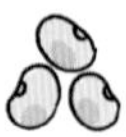

動物性たんぱく質に近い良質のたんぱく質で食物繊維が豊富。ミネラル、ビタミンB群、K、Eも含んでいます。

旬 11～12月

ゴボウ

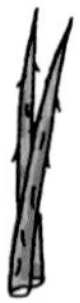

不溶性と水溶性の食物繊維が豊富で、腸内環境を整えるためにおすすめ。効果も出やすいので、一度に大量に食べるのは避けて。

旬 4～5月、11～1月

タマネギ

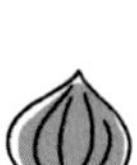

オリゴ糖の他、ビタミンB_1や硫化アリルも豊富。疲労回復や血液をサラサラにする効果もあります。

旬 新タマネギ…4～5月

ニンニク

食物繊維も豊富です。食べると硫化アリルが腸に作用し、食物繊維が腸内細菌を活発にして腸内環境を整えます。

旬 5～7月

食物繊維と発酵食品で免疫力アップ

大豆のポテトサラダ

20分

材 料 (4人分)	じゃがいも…2個 (約300g)	酢…大さじ3

材 料　じゃがいも…2個 (約300g)　　酢…大さじ3
(4人分)　大豆ドライパック缶詰　　　　砂糖・塩・こしょう…少々
　　　　…1缶 (130g入り)　　　　　　マヨネーズ…大さじ5

作り方　1　じゃがいもは鍋に入れ、かぶるくらい水を注ぎ、塩少々を加えて混ぜ、
　　　　　　フタをして中火にかけます。13～15分ゆで、じゃがいもに竹串が
　　　　　　通るようになったらザルに上げて水気を切ります。

　　　　2　ボウルにじゃがいもを入れ、熱いうち
　　　　　　に粗くつぶします。酢をふり入れ全
　　　　　　体にからめ、さらに砂糖、塩、こしょう
　　　　　　を加えて混ぜ、下味をつけます。

　　　　3　2の粗熱が取れたら、大豆とマヨネー
　　　　　　ズを加え全体をよく混ぜ合わせます。

シンプルだけどおいしい！

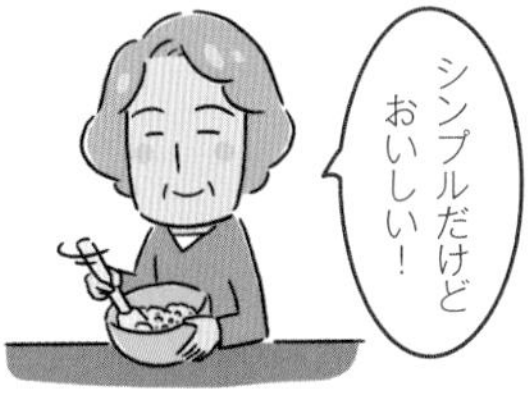

食物繊維がたっぷりの大豆でヘルシーなおそうざい

大豆の煮物

30分

材 料　大豆ドライパック (缶詰)　　　だし汁…400㎖
(4人分)　…2カップ (約270g)　　　　Ａ┌砂糖…大さじ4
　　　　ニンジン…1/2本 (約60g)　　　　│しょうゆ…大さじ2
　　　　ゴボウ…1/2本 (約80g)　　　　　└塩…小さじ1
　　　　ちくわ…2本

作り方　1　ニンジンは1cm角に切り、ゴボウは5mmの輪切りにして水にさら
　　　　　　し、5分ほどおいてザルに上げ、水気を切ります。ちくわは縦4等
　　　　　　分に切り、端から幅1cm幅に切ります。

　　　　2　鍋に大豆、1、だし汁を入れ中火にか
　　　　　　けます。アクを取り4～5分煮て、
　　　　　　混ぜ合わせたＡを加え、フタをして
　　　　　　時々混ぜながら15分ほど煮ます。

具だくさんで栄養満点！

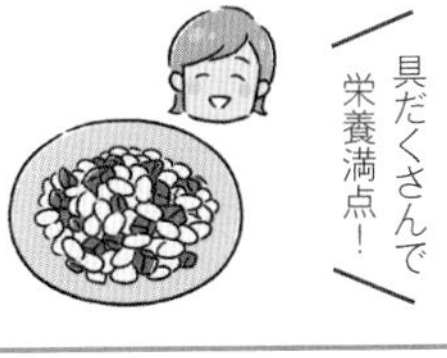

便秘の解消には不溶性食物繊維を

便秘の解消には、腸のぜん動運動を促すことが大切です。ぜん動運動とは腸管の「縮んではゆるみ」を繰り返す運動で、その力で便を作り前へ送り出しながら排便につなげていきます。毎日理想の排便を促すには、不溶性食物繊維の食材を取り入れて。

バナナ

不溶性食物繊維が多く、血糖値の急上昇を抑える働きがあり、腹持ちもいいので、ダイエットや便秘対策に最適。

旬 通年

ココア

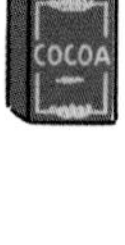

食物繊維とカカオポリフェノールも含みます。そのため便秘対策や腸内環境の改善、冷え予防に効果があるといわれています。

いも類

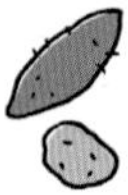

食物繊維が多いのは、サトイモ、さつまいも、じゃがいもです。さつまいもやじゃがいもは皮にも栄養があるので、皮ごと食べるのもおすすめです。

きのこ類

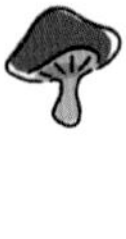

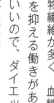

きくらげ、干しシイタケを筆頭に、きのこ類は食物繊維が豊富です。さらにビタミンB群やDも豊富なので、毎日の食事に取り入れたい食材です。

バナナと発酵食品で腸内環境を整える！

ヨーグルトとバナナの甘酒スムージー

5分

材 料（1人分）
ヨーグルト・甘酒…各大さじ5（50g）
バナナ…1本（50g）
ハチミツ…小さじ1

作り方
1 ヨーグルト、甘酒、バナナをミキサーにかけて攪拌《かくはん》します。
2 グラスに入れ、ハチミツをかけます。

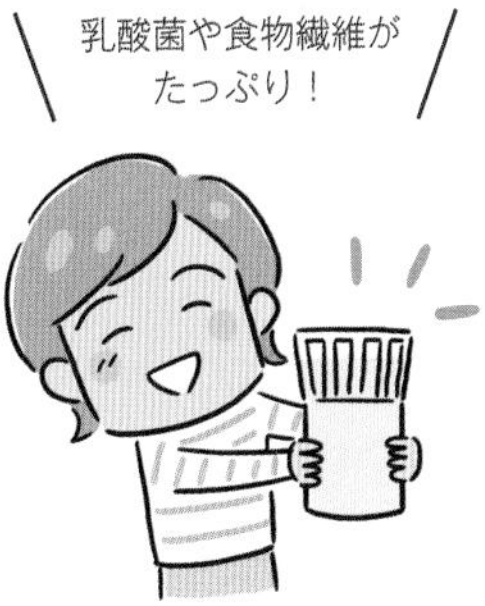
乳酸菌や食物繊維が
たっぷり！

食物繊維とビタミンたっぷりの美おやつ

イチゴとバナナのアイスクリーム

（冷やす時間は除く）10分

材 料（2人分）
バナナ…1本（100g）
イチゴ…5個（100g）
ヨーグルト（無糖）…200g
ハチミツ…大さじ2

作り方
1 バナナとイチゴは粗くつぶして、ヨーグルト、ハチミツを加えて混ぜ合わせます。
2 バットなどに入れて平らにして、冷凍庫で3～4時間冷やします。途中で何度かかき混ぜます。
3 シャリシャリになったら、スプーンですくって器に盛ります。

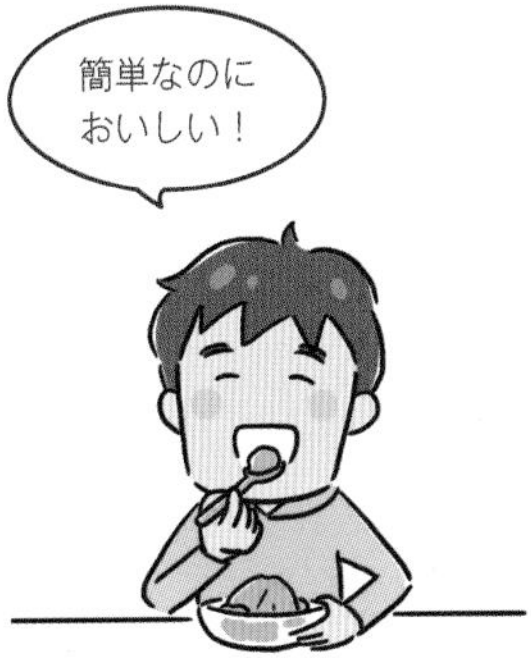
簡単なのに
おいしい！

column

生活習慣病や認知症予防にフィトケミカルを摂ろう

生活習慣病や認知症など現代人に多い病気や免疫力の低下には活性酸素が関与しています。おすすめは植物性抗酸化物質「フィトケミカル」を摂ること。活性酸素を除去して免疫力向上に効果があります。

フィトケミカル（植物性抗酸化物質）	食べものの例
ポリフェノール	色のついた果物・野菜（ブドウ、プルーン、トマト、ノニ）
カロチノイド	海藻や根菜に含まれている緑黄色
イオウ化合物	ニンニク・ネギの香り、大根やからし菜などの辛味
テルペン類	ハーブ類、柑橘類の香り、苦み
β-グルカン	きのこ類、酵母

フィトケミカルの成分

フィトケミカルとは植物性食品の「色素」「香り」「辛み」「苦み」「渋み」「えぐみ」などの成分です。色が濃く、香りが強く、辛みや苦みなどの味わいのある野菜にフィトケミカルは豊富です。

新鮮な野菜を選んで食べよう

様々な野菜に入っているフィトケミカルは旬の野菜ほど含有量が多いもの。旬の時期は栄養価も高く、味もよく、値段も手ごろで最良の状態で味わえます。

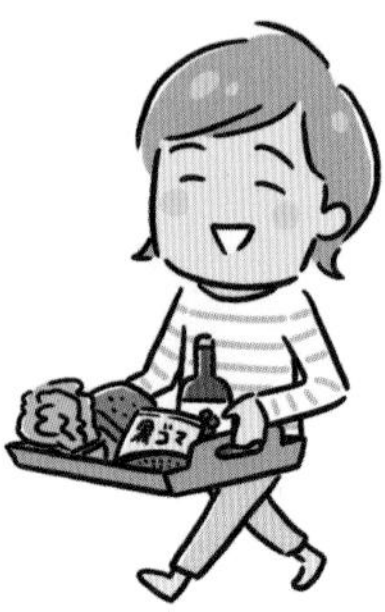

がん細胞をなくすタマネギスープ

フィトケミカルには、それぞれ特有の健康効果があります。がん細胞を細胞死に導く効果が期待できるのは、タマネギの薄皮に含まれるケルセチン。捨ててしまうことが多いですが、スープなどを作る時に一緒に煮込むと効率的に取り入れることができます。

作り方

1. タマネギを皮つきのままよく洗います。
2. 薄皮をむいてお茶パックなどに入れます。
3. みそ汁やスープなどを作る時に一緒に煮込みます。

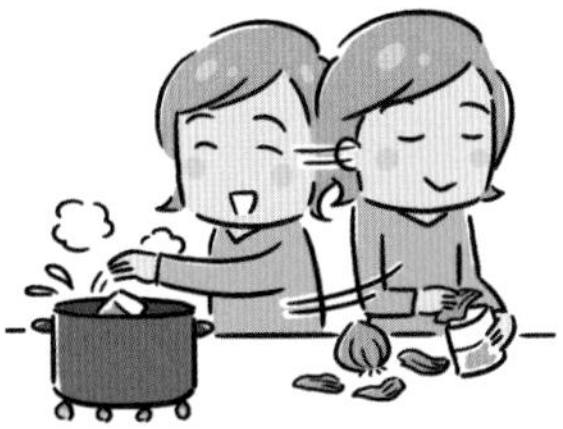

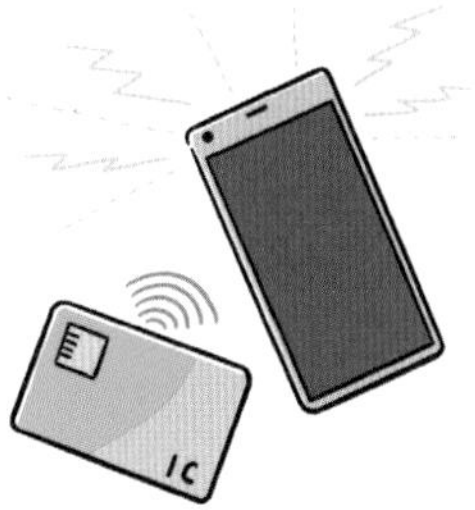

活性酸素は社会にあふれている！電磁波を浴びると活性酸素が増える

日常的に使っているスマートフォンやICカードからは使うたびに電磁波が出て、私たちの体内では活性酸素が発生します。さらに、消毒剤や抗菌剤、保存料などの食品添加物、農薬、水道水の塩素などの様々な化学物質が活性酸素を発生させる原因になっています。だからこそ、抗酸化食品をしっかり摂ることが重要なのです。

サビない（抗酸化）❶ ポリフェノール

ポリフェノールで抗酸化力をアップ

植物が光合成を行ってできる物質がポリフェノール。抗酸化作用が高く活性酸素を除去する働きがあります。色素や渋み、アクの成分で、水溶性が高く吸収されやすいため、比較的短期間で活性酸素を無害化します。ただ効果は持続しないので、毎日こまめに摂るようにしましょう。

黒ごま

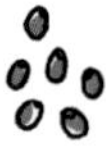

黒い皮にポリフェノールの一種、アントシアニンや鉄分を含みます。ごまは表皮が硬いのですったり、包丁で叩いたり、練りごまで摂るようにしましょう。

赤ワイン

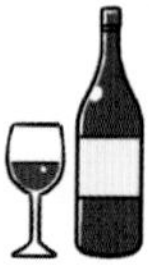

ワインにもアントシアニンやタンニンなどのポリフェノールが含まれます。ブドウの皮や種子から抽出されるもので、赤ワインのほうが多く含まれます。

ぶどう

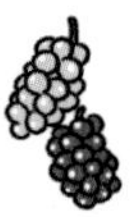

ブドウの皮の色は黒や赤、緑があり、黒や赤の皮にはアントシアニンが含まれています。ブドウは皮ごと食べましょう。

旬 8～10月

ドライプルーン

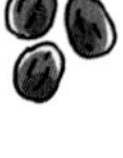

乾燥させたドライプルーンにはポリフェノールの一種であるネオクロロゲン酸が豊富。鉄分や食物繊維も含みますが効果も出やすいので1日2～3個で。

トマト

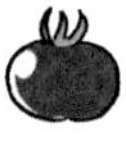

トマトのポリフェノールは特に有機栽培されたものに多く、水煮缶詰、ジュース、ケチャップにも含まれます。

旬 6～9月

ノニ

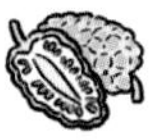

最近注目されている健康食品のノニ。ポリフェノールをはじめビタミン、ミネラル、アミノ酸などを多く含みます。サプリメントやジュースなどが出ています。

ぶどうと練りごまでポリフェノールを摂ろう！

ぶどうの白和え

10分

材料（4人分）

ぶどう（好みのもので種のないもの）…約30粒
木綿豆腐…1丁（300g）
練りごま…大さじ2
砂糖・水…適量

A
砂糖…大さじ2
うす口しょうゆ…大さじ1
塩…少々

作り方

1 木綿豆腐は4等分に切り、バットにふきんを敷き豆腐をのせ、ふきんをかけ、おもしをのせて水切りをします。

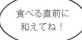

2 ぶどうは半分に切ります。

3 ボウルに薄い砂糖水を作り、**2**のぶどうを3～4分間漬け、水気を取ります。

4 すり鉢に**1**を入れつぶして、練りごまを入れて混ぜ、Aを加えて混ぜ合わせます。

5 **4**にぶどうを加えて和えます。

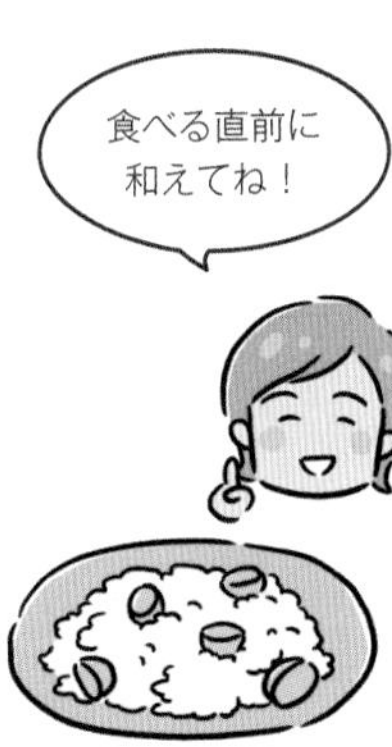

サビない（抗酸化）❷ カロチノイド

油と一緒に効率よく摂りたいカロチノイド

カロチノイドはスイカやニンジン、カボチャなどの緑黄色野菜に含まれている黄色、橙色、赤色の色素成分です。水に溶けず、油に溶ける脂溶性成分で抗酸化力を発揮します。紫外線による酸化も防ぐといわれているので、外出前など紫外線を浴びる前に摂るのがおすすめです。

スイカ

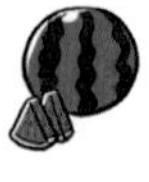

赤い果肉のスイカはカロチノイドが豊富です。カリウムも豊富なので疲労回復や利尿作用があり夏バテにも効果があります。

旬 7～8月

ニンジン

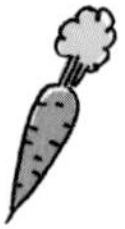

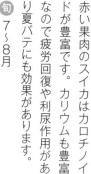

免疫力をアップするカロチノイドの他、カリウム、カルシウム、ビタミンCが豊富です。肌の粘膜を整え、乾燥肌を和らげます。

旬 4～7月、11～12月

カボチャ

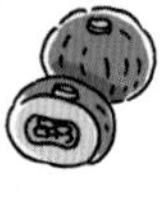

栄養価が高く、カロチノイドも豊富。皮には実以上に含まれているので、調理をする時は皮ごと使うようにしましょう。

旬 国産…5～9月

トウガラシ

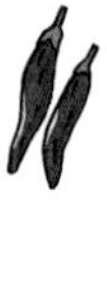

カロチノイドやビタミンCが豊富。また辛さの成分のカプサイシンは体を温め消化吸収を助ける効果もあります。

旬 8～10月

トウガラシでカロチノイドを取り入れて

ラーパーツァイ

10分

材料（2人分）

- 小松菜…1/4束（約60g）
- 白菜…小1枚（80g）
- ごま油…大さじ1/2
- A
  - しょうゆ・酢…各小さじ1
  - 砂糖…小さじ1/2・塩…少々
  - 昆布茶…小さじ1/2
  - 赤トウガラシ（輪切り）…1/3本分

作り方

1. 小松菜は3～4cmの長さに、白菜は縦半分に切ってから2～3cm幅に切り、それぞれさっとゆでて水気を軽く絞ります。
2. ボウルにAと**1**を入れ、混ぜます。
3. 小さめのフライパンにごま油を入れて熱し、**2**にまわしかけて混ぜ合わせます。

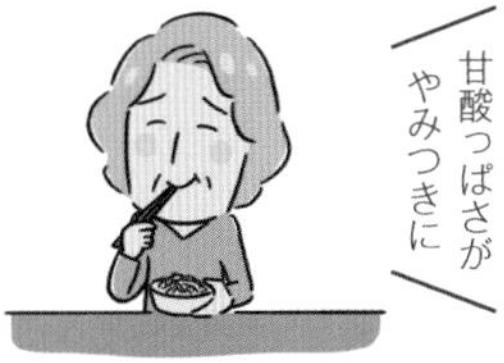
甘酸っぱさがやみつきに

カボチャとトウガラシで若返り効果アップ

カボチャのカレーピクルス

（漬け込む時間は含まない）10分

材料（1人分）

- カボチャ…1/8個
- オリーブオイル…大さじ1
- 塩…少々
- A
  - 米酢…50㎖
  - 水…25㎖
  - 砂糖…大さじ1と2/3
- A
  - 塩…小さじ1/4
  - カレー粉…小さじ2
  - ローリエ…1枚
  - 赤トウガラシ（種を取る）…1本
  - ニンニク（つぶす）…1かけ
  - 粒こしょう…5粒

作り方

1. カボチャはオリーブオイルで焼き、塩をふります。
2. Aを煮立てて、冷ましてから**1**を漬け込みます。

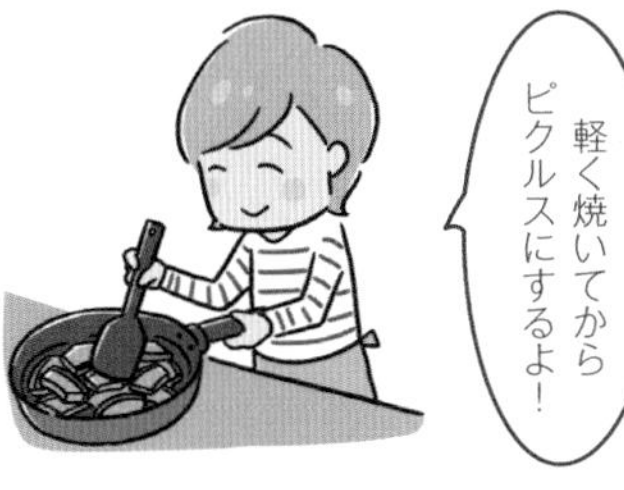
軽く焼いてからピクルスにするよ！

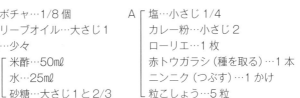

サビない（抗酸化）③ イオウ化合物

独特の辛みやにおいに効果

野菜の辛みやにおいの成分であるイオウ化合物。免疫力を高めるとともに、強い抗酸化力を持ち解毒作用もあります。血液サラサラ効果も高いので、動脈硬化、高血圧、がん予防にも効果があるといわれています。食中毒を防ぐ効果も期待できるため薬味として使われることも多い食材です。

ニンニク

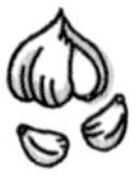

イオウ化合物である硫化アリルを含みます。体内に入るとアリシンに変わり、加熱するとアホエンに。抗菌力や殺菌力の効果も。

旬 5～7月

長ネギ

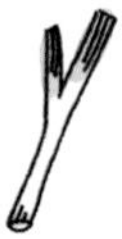

切った時の刺激臭が硫化アリル。血液をサラサラにし、生活習慣病の効果も期待できます。活性酸素の除去にもおすすめ。

旬 11～2月

大根

大根をおろした時の辛み成分がイオウ化合物のイソチオシアネート。すり下ろしたり切ることで成分が生成され効果を発揮。

旬 7～8月、11～3月

からし菜

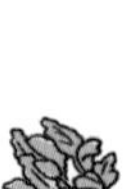

からし菜をはじめ高菜、わさびなどアブラナ科の野菜に含まれるイソチオシアネートは加熱すると壊れるため生食がおすすめ。

旬 2～3月

丸ごと栄養を取れるシンプルレシピ

ニンニクの丸揚げ

20分

材　料（2人分）
ニンニク…1玉
オリーブオイル…適量
マヨネーズ…大さじ1
みそ…小さじ1

作り方
1 ニンニクに竹串で数カ所穴をあけます。

2 オリーブオイルを160℃に熱し、**1**を入れてきつね色になるまでじっくり揚げます。

3 器に盛り、マヨネーズとみそを合わせたものを添えます。

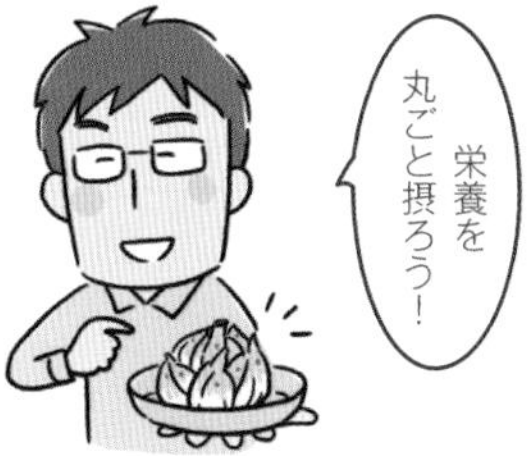
栄養を
丸ごと摂ろう！

作り置きの一品としてこまめに食べたい

長ネギのマリネ

10分（漬け込む時間を除く）

材　料（2人分）
長ネギ（3～4cm長さ）…1本
A［水…200mℓ
　 コンソメの素…小さじ1
B［塩…小さじ1/4
　 こしょう…少々
　 酢…大さじ1

作り方
1 長ネギを耐熱皿に並べ、ふんわりとラップをして2～3分加熱します。

2 Aを耐熱の容器に入れ、ラップをしないで電子レンジで1分30秒加熱し、Bを加え混ぜ合わせ、粗熱を取ります。

3 保存容器に**1**を並べ入れ、**2**を注ぎます。

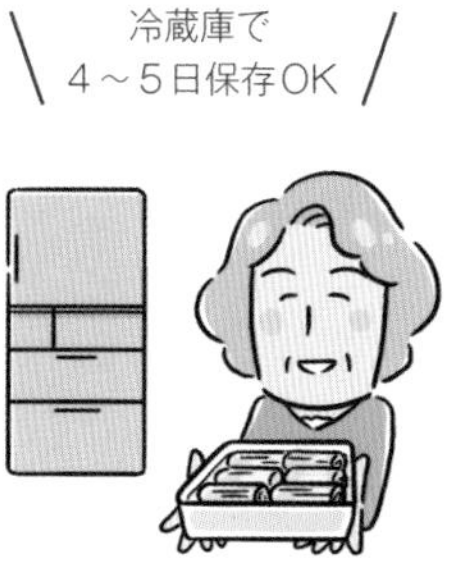
冷蔵庫で
4～5日保存OK

サビない（抗酸化）④ テルペン類

香り成分で免疫力アップ

テルペン類はハーブや柑橘類の、香りや苦みの成分です。嗅覚から大脳皮質に刺激を与え活性化します。抗酸化作用、免疫力アップ、生活習慣病の予防、さらにリラックス効果もあるといわれ、抗うつ作用や不眠改善などの効果も期待できます。香りを生活に取り入れてみましょう。

ハーブ類

ミントのメントール、ラベンダーのリナロール、セージのジテルペンなどがハーブのテルペン類。香りにより効果が変わるので、自分に合ったものを選んで。

柑橘類

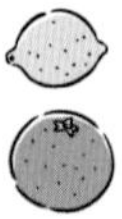

レモンやオレンジ、グレープフルーツなどの皮に多く含まれる香り成分がテルペン類のリモネン。免疫力を高め、がん予防の効果が期待できます。

食べるだけでなく香りで免疫力を高める

ハーブや柑橘類の香りは、アロマオイルや香水、洗剤の香りとして様々なものに活用され、食事以外でも神経系や免疫系に働きかけ、効果を発揮します。

柑橘類の香りを嗅ぐと食欲が抑えられたり、ラベンダーの香りで緊張を和らげ、気分が落ち着き、ストレス解消することもあります。

香りを楽しみながら味わって

ミックスビーンズとオレンジのピクルス

（漬け込む時間を除く）10分

材料（2人分）
オレンジ…1/2個
キュウリ…1/2本
トマト…1個
ミョウガ…1個
ミックスビーンズ（水煮）…50g
A
- オレンジジュース…200mℓ
- 黒酢…大さじ1～
- 塩麴（お好みで）…適量

作り方
1 オレンジは皮をむいてひと口大に切ります。キュウリは乱切りに、トマトはひと口大に、ミョウガは斜め半分に切る
2 ボウルにAを入れて混ぜ合わせ、ミックスビーンズと**1**を加えて一晩漬け込みます。塩麴はお好みで加えます。

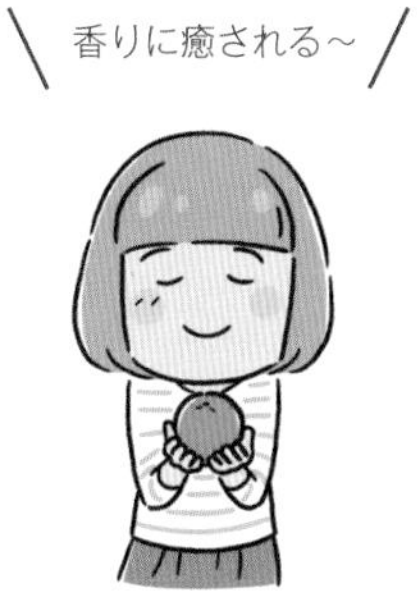

作っている時からミントの香りで効果あり！

ミントハニーミルク

5分

材料（1人分）
牛乳…200mℓ
ハチミツ…大さじ1
ミント…ひとつかみ（飾り用以外はちぎる）

作り方
1 牛乳、ハチミツ、ミントを鍋に入れ、弱火で温めます。
2 **1**をこして、カップに入れ、飾り用のミントを浮かべます。

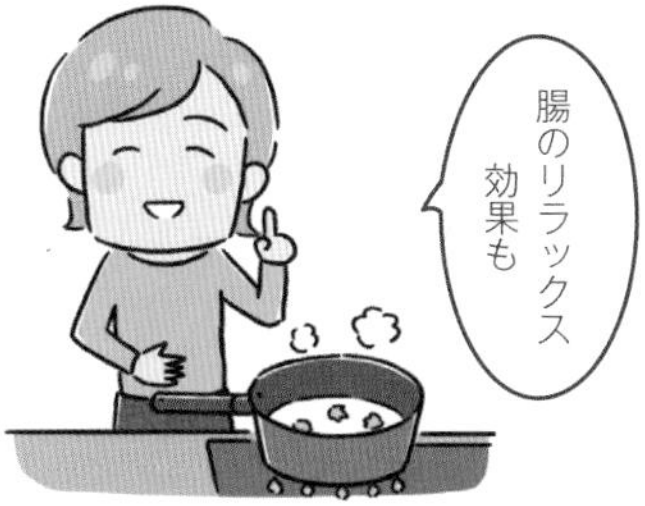

サビない（抗酸化）⑤ β-グルカン

手軽に食べられるきのこ類のパワー

β-グルカンとは、きのこ類や酵母に多く含まれる炭水化物の一種で、食物繊維の仲間です。免疫力アップの効果が期待できる成分で、胃腸で消化・分解されず腸内の免疫細胞に働きかけることで効果を発揮します。さらに活性酸素を除去する力も強く、こまめに摂取したい栄養素です。

きのこ類

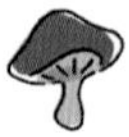

β-グルカンはシイタケやシメジ、エリンギ、ハナビラタケなどに多く含まれます。その他、水溶性と不溶性の食物繊維もバランスよく含みます。

酵母

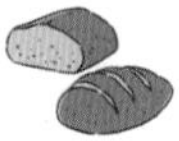

パン酵母やみその酵母、ビール酵母、黒酵母菌にはβ-グルカンが含まれます。ただ、吸収されづらいため、サプリメントなどで摂るのもいいでしょう。

β-グルカンはサプリメントで！

酵母のβ-グルカンは、サプリメントでも手軽に摂取できます。習慣にしてみるのもいいでしょう。

β-グルカンを摂る時に注意したいのはタイミング。腸の免疫細胞に働きかけるため、食事する前に摂るのがおすすめ。血糖値の上昇を抑える働きもあるので、太りにくい体づくりにも効果的です。

きのこ類をこまめに手軽に料理に使えるよう下準備

冷凍きのこ

5分

材　料　しめじ…120g　エノキ…1/2袋（120g）
マイタケ…1パック（120g）　しいたけ…4個（60g）

作り方

1 しめじは石づきを切り落として小房にほぐし、マイタケはほぐします。エノキは根元を切り落とし、長さを半分に切ってほぐします。しいたけは軸を取って薄切りにします。

2 すべてをジッパー付き保存袋などに入れて、できるだけ空気を抜いて冷凍します。

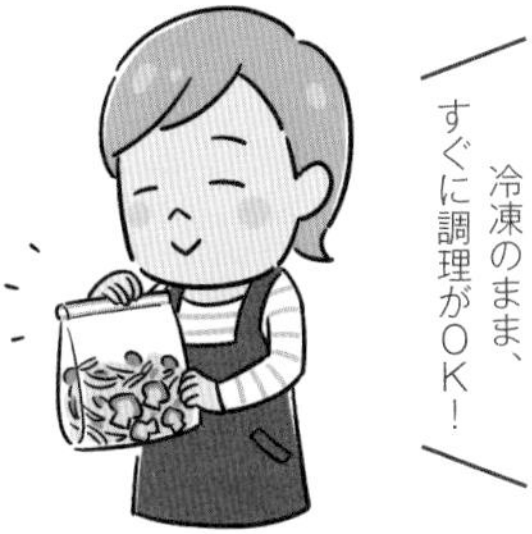
冷凍のまま、すぐに調理がOK！

β-グルカンをたっぷり摂れる！

ハナビラタケのバター炒め

5分

材　料（2人分）　ハナビラタケ…2パック（160g）　塩…少々
バター…10g　しょうゆ…小さじ1

作り方

1 ハナビラタケは食べやすい大きさにさきます。

2 フライパンにバターを入れて中火で溶かし、**1**を加えてさっと炒め、塩をふり、鍋肌からしょうゆを加えてしんなりするまで炒め、器に盛ります。

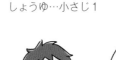

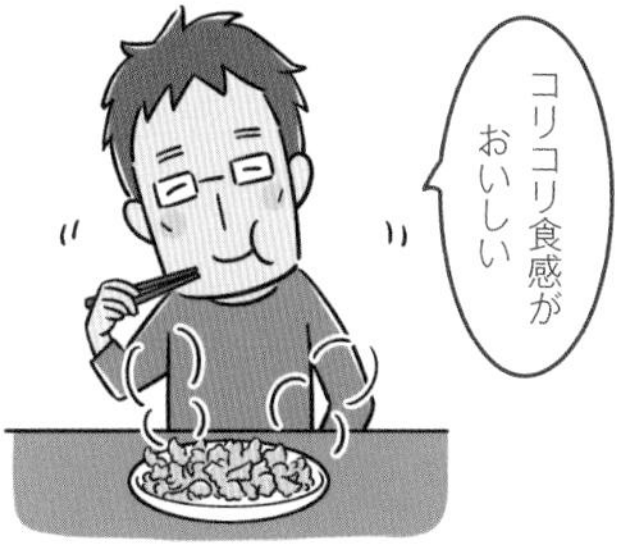
コリコリ食感がおいしい

column

「腸もれ」を防ぐ！治す！短鎖脂肪酸

小麦粉食品を日常的に食べるようになったことが、免疫力低下の一因と考えられています。小麦粉に多く含まれるグルテンが、小腸内で、腸壁にダメージを与える物質を放出してしまうのです。

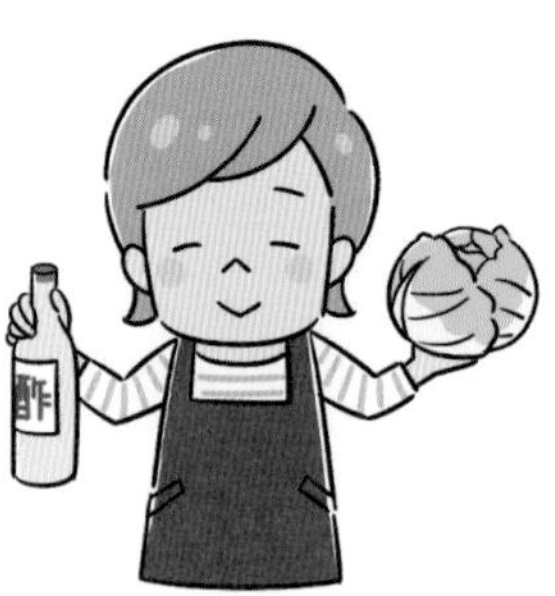

腸壁の修復には短鎖脂肪酸を増やそう

傷ついた腸の粘膜を修復するのにおすすめなのは短鎖脂肪酸を増やすことです。短鎖脂肪酸とは食物繊維を分解発酵することで生じる物質のこと。そのためには水溶性食物繊維と酢を一緒に摂ることが有効です。

短鎖脂肪酸の効果

短鎖脂肪酸を増やすことで、腸壁の修復の他、腸内細菌を増やし、活性化させ、肥満を解消したり、体の「炎症」を抑制する効果も期待できます。

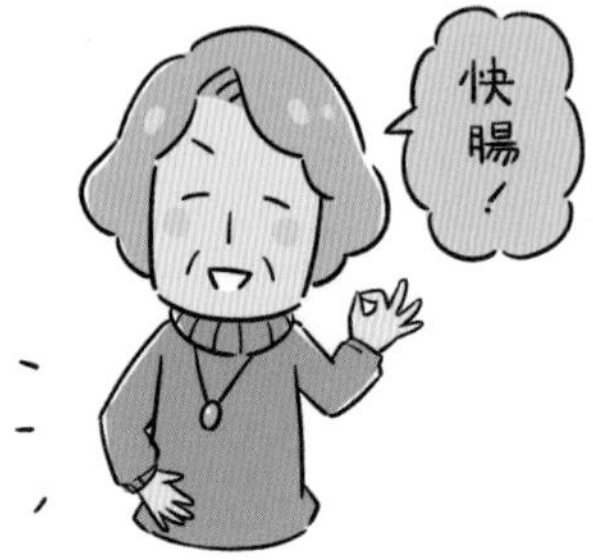

短鎖脂肪酸を増やす食べもの

短鎖脂肪酸を効果的に増やすためには、酢と一緒に水溶性食物繊維を多く含む食材を摂ること。腸内細菌のエサになり発酵しやすいからです。

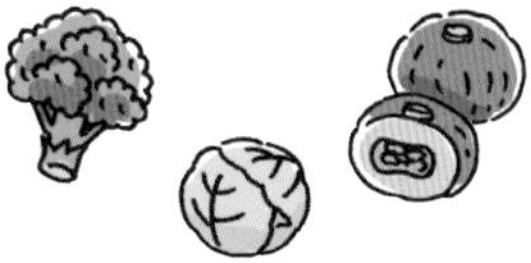

野菜類

ブロッコリー、キャベツ、モロヘイヤ、カボチャ、ニンニク、オクラなど

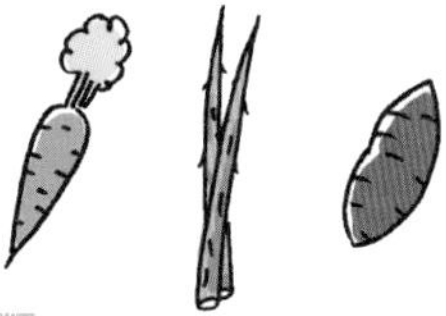

根菜類

ニンジン、ゴボウ、さつまいも、やまいも、切り干し大根など

海藻類

わかめ、昆布、ひじき、もずくなど

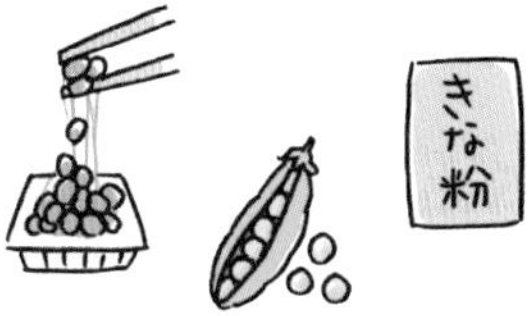

豆類

大豆、インゲン豆、納豆、きな粉、小豆など

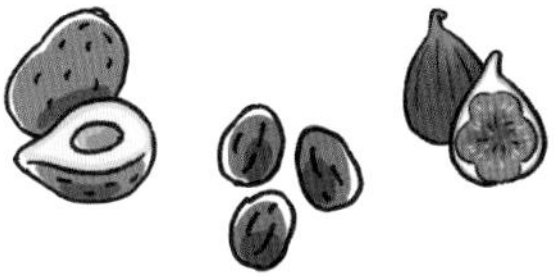

果物類

アボカド、干し柿、ドライプルーン、ドライイチジクなど

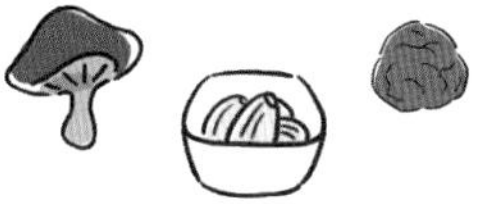

その他

きのこ類、もち麦、梅干し、らっきょなど

海藻類と酢で効果的に短鎖脂肪酸を増やす

5分

キュウリのもずく酢

材　料（2人分）
キュウリ…1本　もずく酢（味つけ）…1パック（70g）
ミョウガ…1個　おろしショウガ…小さじ1

作り方
1 キュウリは薄い小口切りにします。ミョウガは縦半分に切って薄切りにします。
2 ボウルにもずく酢、おろしショウガを入れて混ぜ、**1**を加えて和えます。

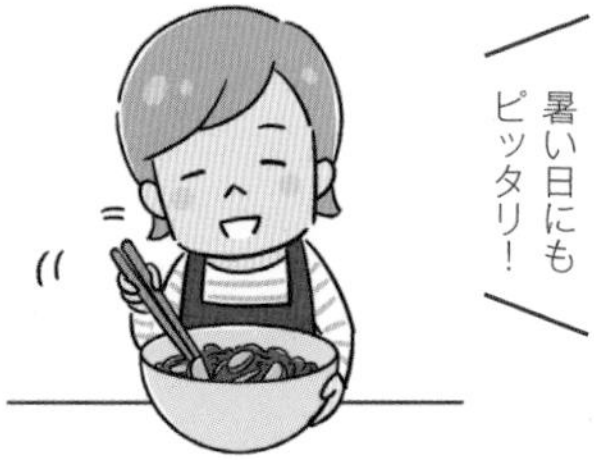
暑い日にも
ピッタリ！

1日1回食べて腸内環境を整えて！

5分

ネバネバ三兄弟

材　料（1人分）
納豆…1パック　おろしたやまいも…30g　塩…適量
オクラ…2本　しょうゆ…適量

作り方
1 納豆を器に入れ粘りが出るまでよく混ぜます。
2 オクラに塩をふり板ずりしてから、水でさっと洗い流します。ヘタとガクの部分を切り落とし、小口切りにします。
3 **1**におろしたやまいも、**2**を入れよく混ぜ合わせ、しょうゆを加えさらに混ぜ合わせます。

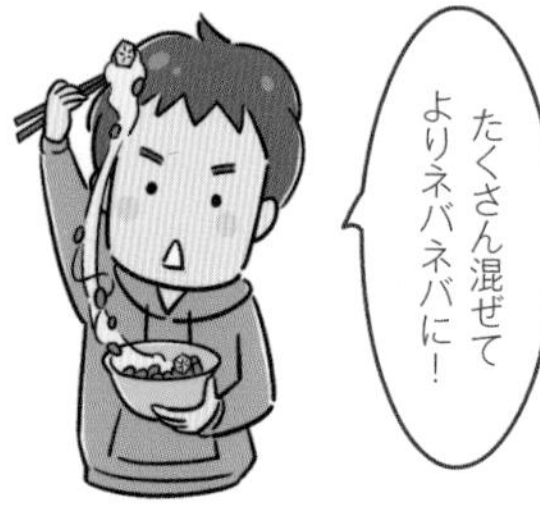
たくさん混ぜて
よりネバネバに！

腸の調子を整えるのに効果的！

根菜のみそ汁

10分

材　料（2人分）
ゴボウ…40g
ニンジン…40g
大根…40g
水…300mℓ
顆粒和風だし…小さじ1
みそ…小さじ2

作り方
1 ゴボウ、ニンジン、大根は千切りにします。ゴボウは水にさっとさらして、水気を切ります。

2 鍋に水、ゴボウ、ニンジン、大根を入れて中火にかけます。

3 野菜に火が通ったら顆《か》粒《りゅう》和風だしを加え、みそを溶き入れます。

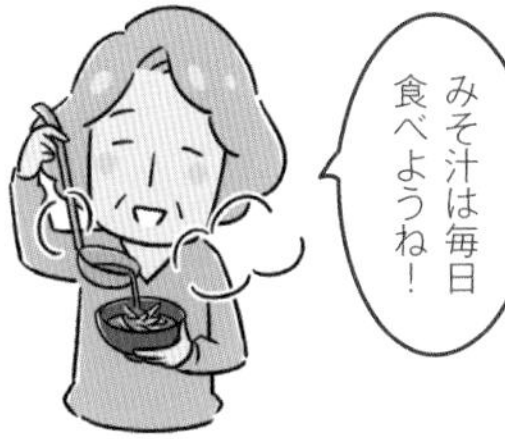
みそ汁は毎日
食べようね！

2種の根菜に酢をプラスして短鎖脂肪酸の効果をアップ！

ゴボウとニンジンのサラダ

10分

材　料（2人分）
ゴボウ（小）…1本（150g）
ニンジン…1/2本
A［しょうゆ…小さじ1
　 ワインビネガー…小さじ1
B［マヨネーズ…大さじ3
　 白すりごま…大さじ1

作り方
1 ゴボウ、ニンジンはそれぞれ長さ4～5cmの千切りにします。ゴボウは水にさっとさらして水気を切ります。

2 熱湯でゴボウを2分ゆで、ニンジンを加えさらに1分ゆでます。ザルに上げ、水気をしっかり切って、温かいうちにAをからめます。

3 ボウルにBを混ぜ合わせ、2を加えて和えます。

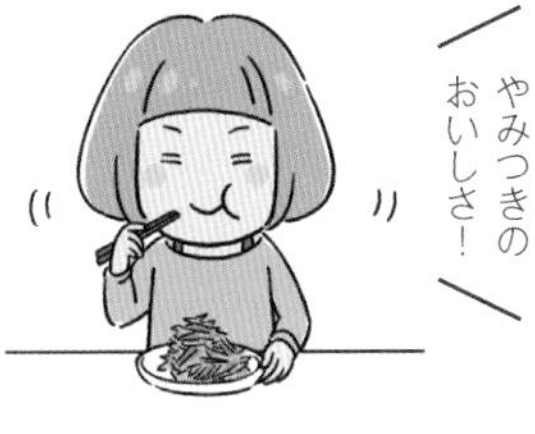
やみつきの
おいしさ！

短鎖脂肪酸でかぜ症状を軽くする

体の中に攻撃的なキラーT細胞が増えるとかぜなどで高熱が出るなど症状が重くなる傾向があります。かぜを軽症ですますためには短鎖脂肪酸を摂ること。短鎖脂肪酸は免疫の本体であるT細胞の誕生に大きく影響を与え、キラーT細胞のなだめ役となるTレグへ成長させる効果があります。

しょうゆ

しょうゆに含まれる麹菌が短鎖脂肪酸を生成し、免疫力の向上を促します。ビタミンB群も豊富で、疲労回復と細胞再生の効果もあり、かぜ予防に効果的です。

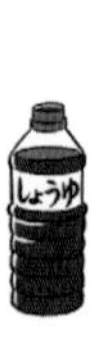

バター

短鎖脂肪酸の酪酸を多く含み、腸内の善玉菌が棲みやすい環境を作る効果があります。また腸内が弱酸性になることからミネラルの吸収率を上げます。

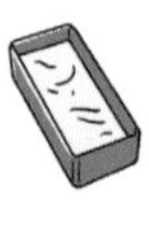

低糖質、低脂肪、高食物繊維の食事でかぜ症状を緩和！

かぜ症状を緩和する短鎖脂肪酸の酪酸は、細菌がたくさんいる大腸でも作られます。そのためには腸内環境が良好でなければいけません。良い腸内環境を整えるために実践したいのは、低糖質、低脂肪、高食物繊維の食事。ぜひ普段から心がけてみましょう。

みそを使って疲労回復！

ピーマンとミョウガのみそ炒め

10分

材料 ピーマン…2個　　　　A ┌ 砂糖…大さじ1/2
(2人分) ミョウガ…3個　　　　　　│ みそ・だし…各小さじ1
　　　　バター…小さじ1　　　　└ 薄口しょうゆ…小さじ1/2

作り方 1 ピーマンは乱切りに、ミョウ
　　　　　 ガは斜め切りにします。

　　　　2 フライパンにバターを入れ熱
　　　　　 し、1を入れて炒めます。

　　　　3 火が通ったら混ぜ合わせたA
　　　　　 を加え炒め合わせます。

＼ミョウガにも
　食物繊維たっぷり！／

しょうゆの味つけでウイルスに負けない体に！

しょうゆ卵

（漬け込む時間を除く）5分

材料 ゆで卵…4個
(2人分) しょうゆ…小さじ2

作り方 1 ゆで卵は殻をむいてビニール
　　　　　 袋に入れ、しょうゆを加えて
　　　　　 全体にまぶします。

　　　　2 袋の空気を抜いて口をしば
　　　　　 り、冷蔵庫で一晩漬けます。

小腹がすいた時にもおすすめ！

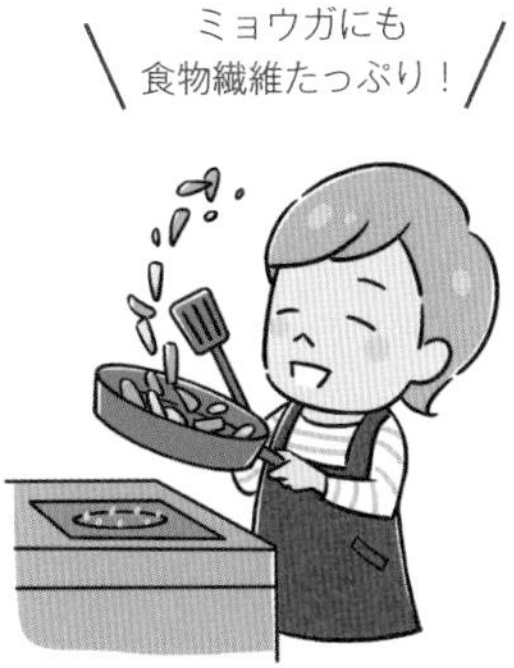

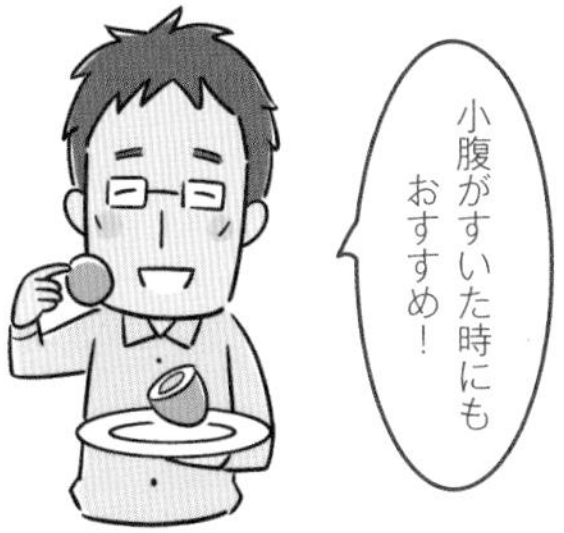

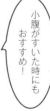

ブロッコリー

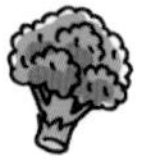

のどの粘膜の抵抗力を強くする働きや免疫力アップに効果があるビタミンAやビタミンC、β-カロテンも含みます。

旬 11～3月

ニンジン

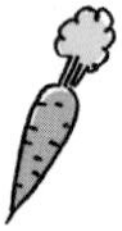

ニンジンに多いカロテンは免疫力を高めて病気の治癒を早める働きがあるといわれています。油で炒めると吸収率がアップ。

旬 11～2月

パプリカ

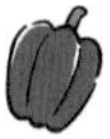

免疫力がアップし、ウイルスに対する抵抗力を高めるビタミンCが豊富です。加熱してもビタミンCが壊れにくいです。

旬 7～10月

酢

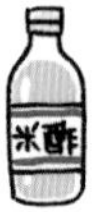

短鎖脂肪酸の酢酸を含みます。善玉菌を増やして活性化させ、腸内環境を整えます。抗酸化作用もあり疲れにくい体を作ってくれます。

かぜを早く治すカギは休養と睡眠時間！

かぜをひくと熱が出たり、悪寒がすることがありますが、これは大切な免疫反応です。これが起こることで感染した細胞と一緒にウイルスを破壊し、かぜを治します。この免疫反応を活発に働かせるためには休養と睡眠時間をしっかり取ることです。

ビタミンCやたんぱく質も摂れるスムージー

キャベツとブロッコリーのソイスムージー

5分

材　料（1人分）
キャベツ…1/2枚
ブロッコリー…30g
パイナップル…50g
豆乳（無調整）…100㎖

作り方

1 キャベツはざく切りに、ブロッコリーとパイナップルは小さめに切ります。

2 1をミキサーに入れ、攪拌《かくはん》します。

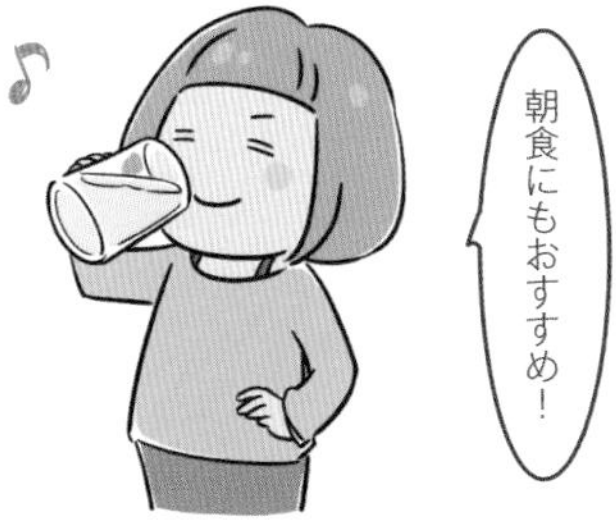

ニンジンのカロテンでかぜに打ち勝つ

千切りニンジンのタラコ和え

10分

材　料（2人分）
ニンジン…3/4本（150g）
タラコ…1/2腹（40g）
オリーブオイル…大さじ1/2
こしょう…少々
パセリ（みじん切り）…小さじ1

作り方

1 ニンジンは千切りにし、タラコは薄皮を取ってほぐします。

2 フライパンにオリーブオイルを熱し、ニンジンを入れ、中火でしんなりするまで炒めます。

3 火を止めて、タラコとこしょうを加えて混ぜ合わせます。

4 器に盛り、パセリを散らします。

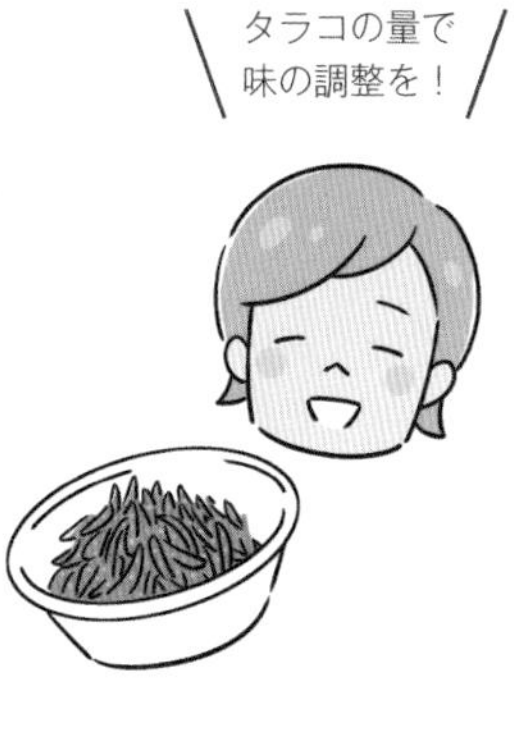

疲労感・だるさ

細胞を活性化させる倦怠感に効く食材を

疲れやだるさの原因は、運動による疲労、睡眠不足や栄養不足、生活習慣の乱れや重大な病気の兆候など、多岐にわたります。

たんぱく質・脂肪分・炭水化物に偏った食事を避け、代謝をコントロールするビタミン類・ミネラルの摂取など、バランスの良い食事を意識しましょう。

鶏むね肉

抗酸化力を発揮して脳の疲労を予防します。鶏むね肉に含まれるイミダペプチドは高い抗酸化作用が注目されています。

旬 通年

卵

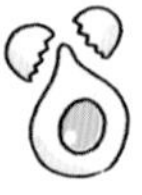

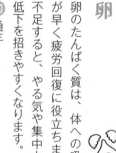

卵のたんぱく質は、体への吸収が早く疲労回復に役立ちます。不足すると、やる気や集中力の低下を招きやすくなります。

旬 通年

梅

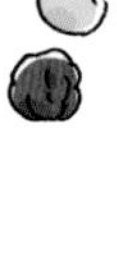

酸味の元となっているクエン酸が消化酵素の分泌を高め、消化吸収を促します。糖質の代謝、体の回復を促進します。

旬 6月

疲労は脳のサビ！

疲労感の元凶は「活性酸素」。心身ともにストレスが増えると、活性酸素の処理が間に合わなくなり、疲労が高まるのです。

子どもも喜ぶ発酵食品料理

鶏肉の竜田揚げ

20分

材料（2人分）

鶏むね肉…1枚
みそ…小さじ5
おろしショウガ…小さじ1
片栗粉・揚げ油…各適量

作り方

1 鶏肉は食べやすい大きさに切り、袋に入れてみそとおろしショウガを加え、袋の上からよくもみます。そのまま室温で10分ほどおきます。

2 片栗粉を全体にまぶしつけ、160℃に熱した揚げ油で5分ほどじっくりと揚げます。

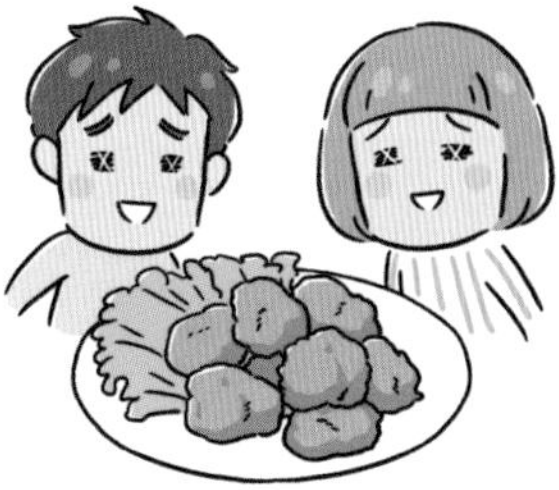

クエン酸とたんぱく質で食欲増進

梅と卵のスープ

15分

材料（2人分）

卵…1個
梅干し…1個
ほうれん草、しいたけなどお好みの食材…適量
水…400㎖
和風だし（顆粒）…小さじ1
しょうゆ…小さじ1/2
塩…少々
片栗粉…適量

作り方

1 梅干しを細かく刻み、スープに入れる具材をカットしておきます。

2 沸騰したら和風だしを入れ、1の具材を入れて少し火を通し、しょうゆ、塩などで味付けをします。

3 水溶き片栗粉でとろみをつけて、最後に溶き卵を少しずつお玉で回し入れます。

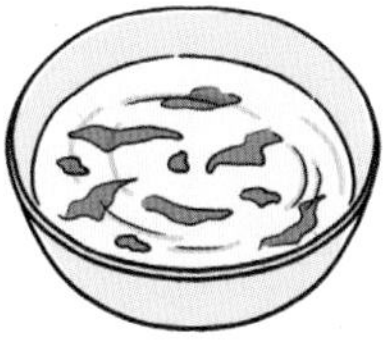

栄養満点！

血流や代謝を改善し万病の元を防ぐ

　冷えとは、手足や腰が常に冷たく感じる症状のことです。血液の循環の悪さや代謝の低下により、栄養素や酸素が細胞に十分に行き渡らず、エネルギー不足に陥り、体が冷えてしまいます。体温は1度下がると免疫力が30％上昇すると言われています。体を温める食材を意識して取りいれて。

レンコン

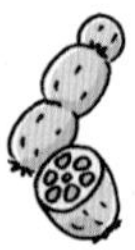

根菜は体を温める作用があり、主成分のでんぷん質がエネルギーとなります。造血ビタミンと呼ばれるビタミンB_{12}も豊富。

旬 11～12月

ショウガ

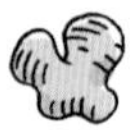

体を温める辛味成分（ショウガオール）の力は加熱により増加します。冷えによる下痢や頭痛などに良いとされています。

旬 6～11月

香辛料

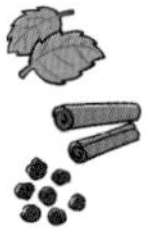

血のめぐりを良くし、代謝を上げる効果があります。主な香辛料は、ショウガ、こしょう、シナモン、シソ、ウコンなど。組み合わせて使うと効果的です。

末端冷え性に注意

　末端冷え性とは、手足の先のような、血液が行き渡らず冷えやすい部位だけに冷えを感じる症状で、冷えの初期症状です。

根菜と香辛料で体を芯から温める

レンコンと牛肉のうま煮

25分

材　料（2人分）

- 牛もも薄切り肉…250g
- レンコン…２節
- ショウガの薄切り…２かけ分
- 油…大さじ１
- 水…200mℓ
- A［酒・砂糖・みりん・しょうゆ…各大さじ2］

作り方

1 レンコンは7～8mmの輪切りにし、牛肉はひと口大に切ります。

2 フライパンに油を熱し、レンコンを炒める。薄く色づいたら、ショウガ、牛肉を加えてひと炒めします。

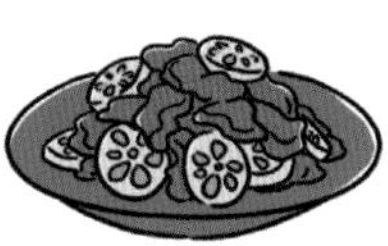

3 油が回ったら、分量の水を加えて５分煮て、Ａを加えて汁けがなくなるまで煮ます。

血液の循環を良くする

エビとレンコンのスパイス炒め

30分

材　料（2人分）

- エビ…12尾
- レンコン…100g
- 片栗粉…小さじ３
- 黒こしょう…小さじ１
- 油…適量
- A［しょうゆ…大さじ１／酢…小さじ１／砂糖…小さじ１］

作り方

1 エビは尾の先を切り、背わたを取ります。レンコンは皮をむいてひと口大の乱切りにし、さっと洗って水気をよく取ります。Ａを混ぜ合わせておきます。

2 エビとレンコンに片栗粉をまぶし、170℃の揚げ油にエビ、レンコンの順に入れて２～３分揚げます。

3 フライパンに赤唐辛子の輪切り、黒こしょう、油を入れて弱火で炒め、香りが出たらエビとレンコンを入れてからめます。Ａを２回に分けて加え、完成。

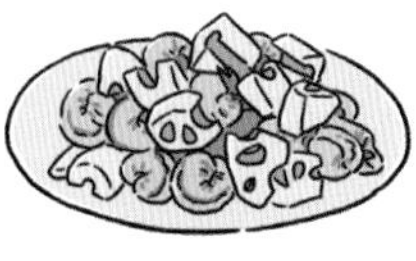

根菜と香辛料で冷え改善！

炎症を抑える魚

魚のDHAとEPAが体の炎症を抑える

魚の油には、DHA（ドコサヘキサエン酸）とEPA（エイコサペンタエン酸）という炎症を抑える作用のあるオメガ3脂肪酸が豊富に含まれます。

DHAは脳の働きを高める作用、EPAには血液をサラサラにし、血栓を防ぐ作用もあります。

マグロ

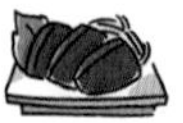

DHA・EPAだけでなく、アンセリンにも抗炎症作用があります。疲労回復や活性酸素の消去などにも役立ちます。

旬 通年

サンマ

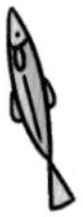

DHAやEPAが豊富で、血液の滞りからくる肩こりや頭痛などを和らげます。虚弱体質の改善や、疲労回復の効果も。

旬 9〜1月

サケ

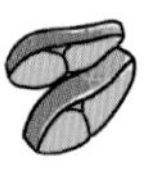

脂質が多く、DHAやEPAが非常に多く含まれており、色素成分のアスタキサンチンも抗炎症作用があります。

旬 9〜1月

カツオ

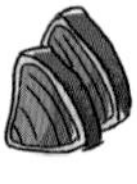

血液循環をよくする不飽和脂肪酸や疲労回復に役立つビタミンB群、貧血を予防する鉄分などが含まれています。

旬 5〜6月、9〜10月

酸化しやすいオメガ3脂肪酸は生で食べるのがベスト

マグロのカルパッチョ

10分

材料（2人分）
マグロ（刺し身用）…1冊
タマネギ…1個
A
タマネギ（みじん切り）…1/2個分
青ジソ（みじん切り）…6枚分
粒マスタード…小さじ2
亜麻仁油…大さじ4
しょうゆ…大さじ4
酢…大さじ2
みりん…小さじ2
塩・こしょう…各少々

作り方
1 マグロは食べやすい大きさに薄く切ります。タマネギはスライスします。

2 さらにタマネギを盛り、マグロを並べ、合わせたAをかけます。

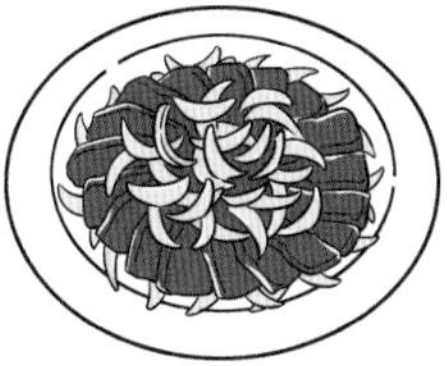

魚の苦手な子でも食べやすい

サンマのなめろう

20分

材料（2人分）
サンマ（刺身用）…1尾
長ねぎ…1/2本
ショウガ…30g
みそ…小さじ3
小ねぎ・シソ…各適量

作り方
1 サンマを3枚におろしたのち、小骨と皮を取り、包丁で細かく叩きます。

2 みじん切りにした長ねぎ・ショウガを加えてさらに叩き、みそを加え混ぜ合わせます。

3 器に盛り付け、小口切りの小ねぎを散らし、シソを添えます。

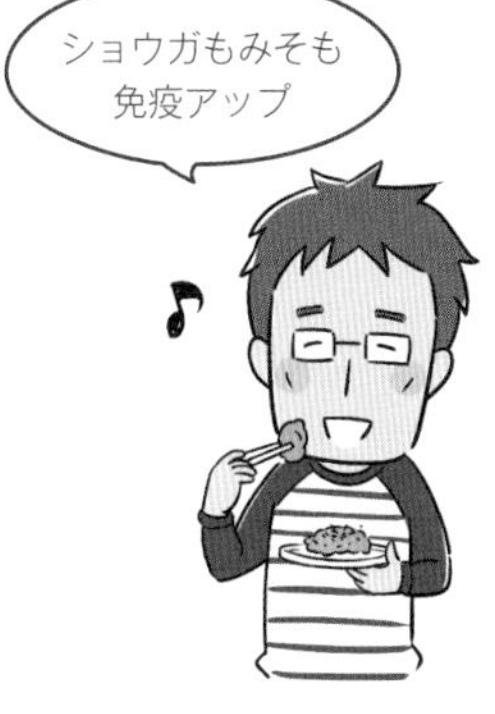

炎症を抑える油

油のαリノレン酸で炎症を抑える

亜麻仁油やえごま油などに含まれるαリノレン酸というオメガ3脂肪酸には炎症を抑える作用があります。普段からそれらを摂取していると、感染症などの症状が悪化しにくくなると言われています。がんやうつ病、認知症などの予防にも効果が高いことがわかっています。

亜麻仁油

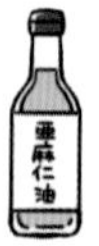

亜麻という植物の油からとった油でフラックスシードオイルとも呼ばれます。加熱調理には不向き。酸化しやすいため、早期の消費を心がけましょう

えごま油

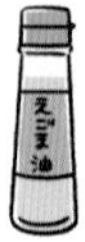

えごまの種を絞ったもので、シソ油とも呼ばれます。認知症や生活習慣病予防、アレルギー症状緩和などに効果的です。熱に弱いのでそのままの摂取が理想的。

理想的な油の取り方

人間の脳の組織の約9割は脂質からできています。毎日の食事で摂る油脂は、脳組織の最大の原料となります。毎日の健康のためにも、日々の食事で、オメガ6脂肪酸、オメガ3脂肪酸＝4、1の割合で摂取するのが理想的ですが、実際は、現代人がこのバランスが25～50、1ほどになってしまっているのです。

簡単美味しく、さっとひとかけ

えごまオイル豆腐

5分

材　料（1人分）
豆腐…1/2丁
えごま油…大さじ1
塩…少々

作り方
1 豆腐にえごま油と塩をかけます。

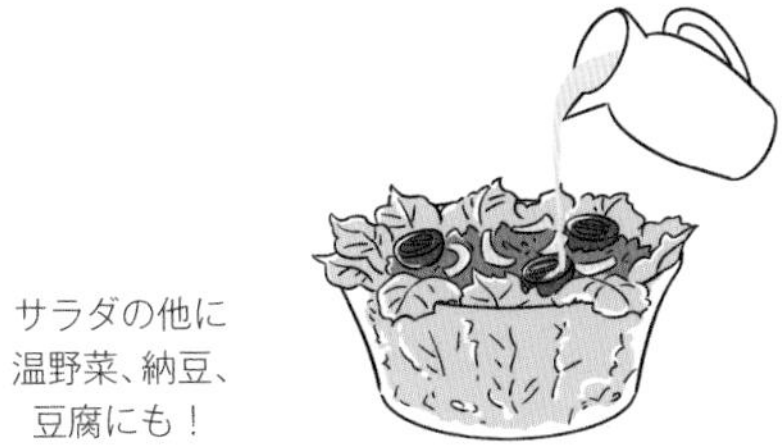
サラダの他に
温野菜、納豆、
豆腐にも！

オメガ3脂肪酸の効果で便秘解消！

めかぶ亜麻仁納豆

5分

材　料（1人分）
納豆…1パック
めかぶ…1パック
亜麻仁油…小さじ1
しょうゆ…適量

作り方
1 納豆にめかぶをのせ、亜麻仁油をかけます。
2 しょうゆをかけて、混ぜます。

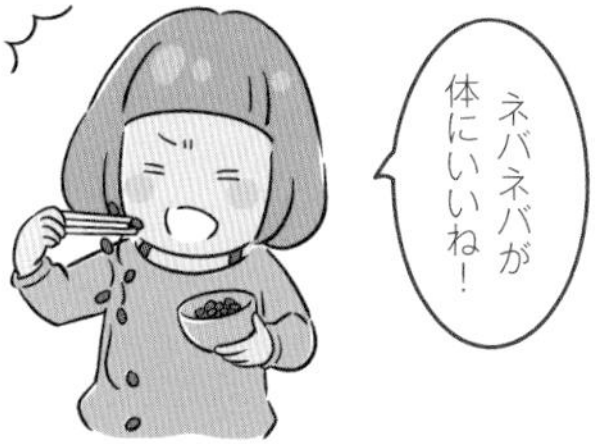
ネバネバが
体にいいね！

免疫力を上げる油、免疫力を下げる油

調理の際に油を使用する場面は多々ありますが、油（脂肪酸）は、体になくてはならない栄養素です。よい油をバランスよく、効果的に摂ることができれば、腸や血管が強くなり、免疫力が上がります。

免疫力を上げる油

- オリーブオイル
  （エキストラヴァージンオリーブオイル）
- 菜種油

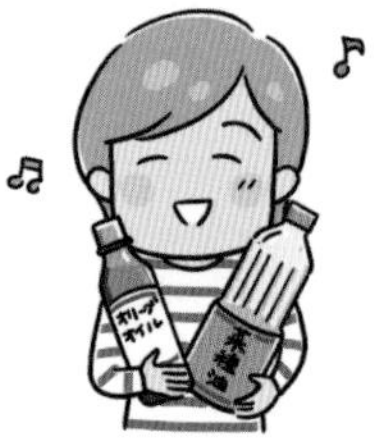

オリーブオイルの中でも、特におすすめなのが、エキストラヴァージンオイル。酸度0.8%以下で鮮度の良いオリーブオイルだけがエキストラヴァージンオイル。この油には、30種類以上ものフィトケミカルと抗酸化作用に優れたビタミンEが豊富です。オリーブオイルの主成分はオメガ9脂肪酸のオレイン酸で、炎症を促す作用はありません。

免疫力を下げる油（調味料）

- サラダ油
- 紅花油
- ひまわり油
- 大豆油
- コーン油（植物油）
- マヨネーズ
- ドレッシング
- マーガリン
- ショートニング

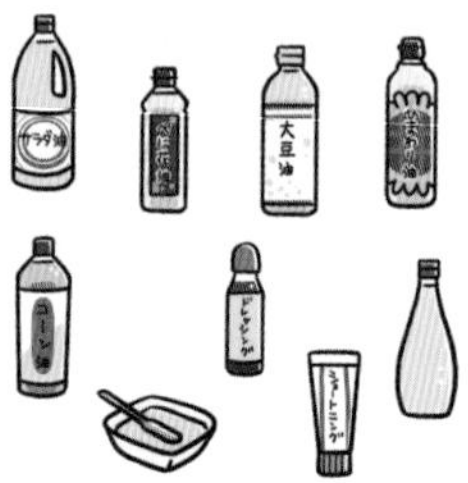

これらの油が良くないのは、オメガ6脂肪酸に含まれるリノール酸が炎症を促す作用を持っているため。使い過ぎに注意。

脂肪酸の種類と選び方

油は大きく分けると、常温で液体状の「油」と固体状の「脂」の２種類があります。この違いは、脂質の一種「脂肪酸」によって決まります。

飽和脂肪酸

常温で固まりやすい脂肪酸が「飽和脂肪酸」で、肉の脂やバター、マーガリンなどに豊富です。一方、常温でかたまりにくい脂肪酸が、不飽和脂肪酸。植物脂に多く含まれ、「オメガ3」「オメガ6」「オメガ9」があります。

不飽和脂肪酸

不飽和脂肪酸の中でもオメガ３系とオメガ６系は「多価不飽和脂肪酸」で、体になくてはならない必須脂肪酸で、脳の活性化につながる油です。特にオメガ３系は、脳の情報伝達に欠かせない油ですが、日本人はオメガ脂肪酸が不足しがちです。バランスよく摂取していきましょう。

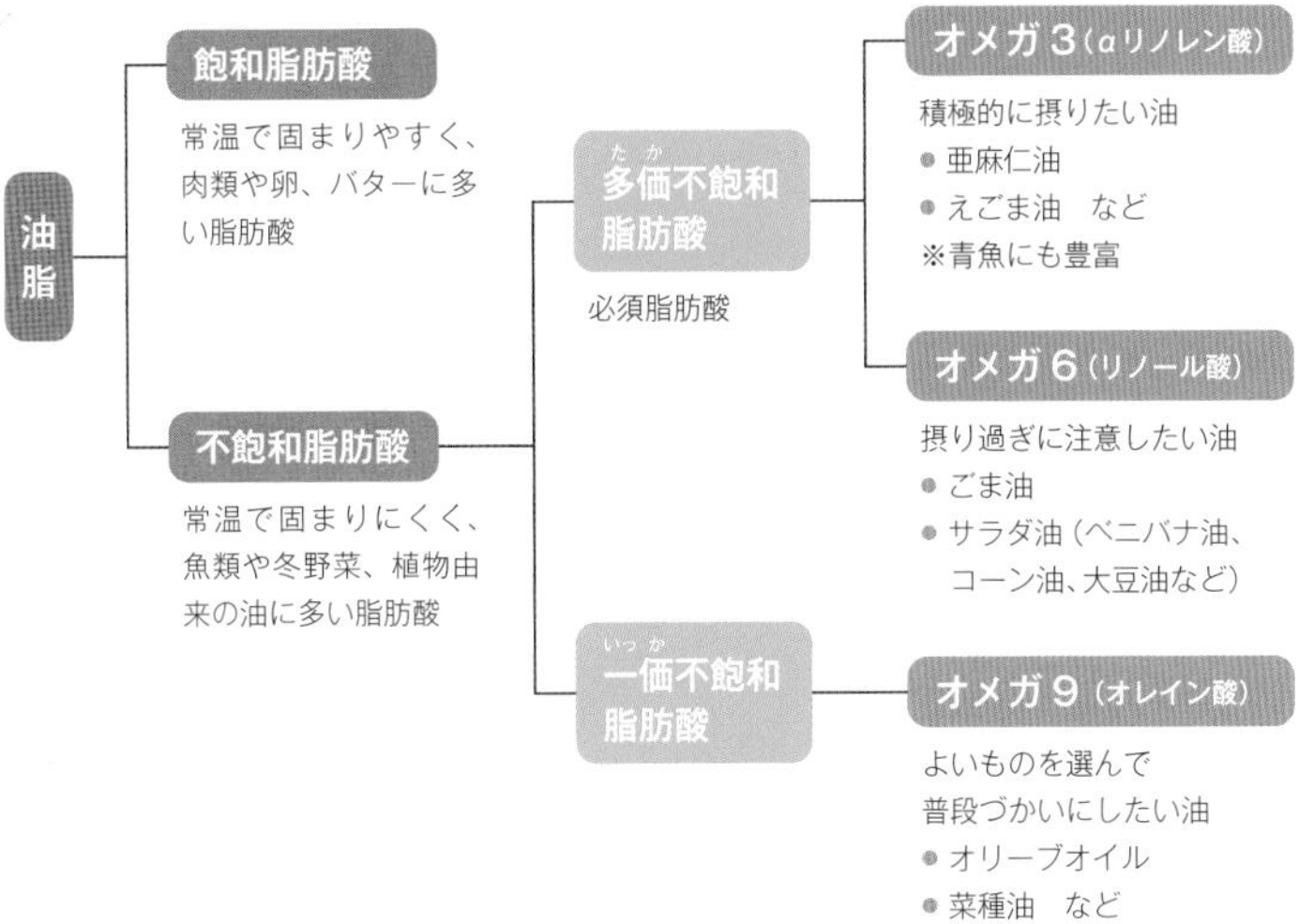

生活習慣病予防の食物繊維

食物繊維が腸の粘膜を保護する

生活習慣病とは、脳卒中、がん、心臓病など、加齢にともなって患者が多くなる病気のことです。予防・改善に食物繊維が役立ちます。水溶性の食物繊維が腸の粘膜を保護し、細菌から防御する役割を持っています。免疫を強化する短鎖脂肪酸の量も増やせます。積極的に摂取しましょう。

白菜

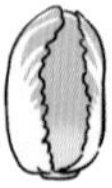

食物繊維だけでなくビタミンCも豊富で低カロリー。辛み成分は消化を促し、血栓ができるのを予防します。

旬 11～2月

キャベツ

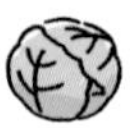

水溶性の食物繊維が豊富です。解熱作用や体内の余分な水分の放出の促進作用、止血や痛み止めの効果があります。

旬 3～5月、11～2月

小松菜

食物繊維とともに鉄分、カルシウムを多く含む食材です。カルシウムが、解熱、炎症を鎮め、精神を安定させます。

旬 3～5月、11～2月

1日に24グラム以上が理想

生活習慣病の予防という観点では、成人では1日あたり24グラム以上の食物繊維の摂取が理想的。

酢とみその整腸作用で野菜を美味しく効果的に

なんでも酢みそディップ

15分

材　料　みそ…大さじ２
酢…大さじ１
砂糖…大さじ１
お好きな野菜（白菜、キャベツ、小松菜、ほうれん草など）…適量

作り方
1 鍋で好きな野菜を蒸します。
2 みそと酢と砂糖を混ぜ合わせて、つけます。

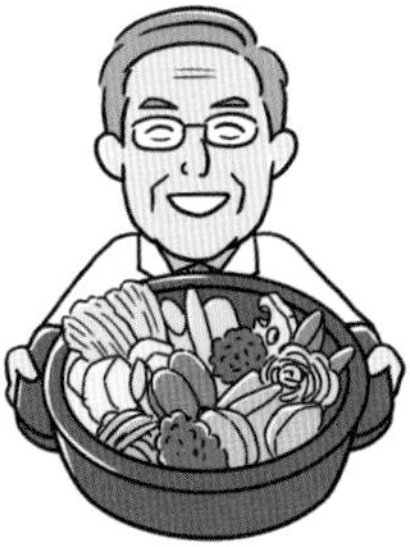

エキストラバージンオイル＋岩塩やバーニャカウダーソースもおすすめです

食物繊維とビタミンＣを存分に堪能

こんがりはくさい

10分

材　料（2人分）
白菜…４枚
カツオ節…１袋
ごま油…大さじ１
塩…少々
酒…50mℓ
しょうゆ…小さじ２

作り方
1 白菜はざく切りにする。フライパンに白菜を入れ、ごま油、塩、酒をふり、フタをして中火にかけ、３分ほど蒸し焼きにします。
2 しょうゆを加えて２分ほど炒め、カツオ節を加えて混ぜ合わせます。

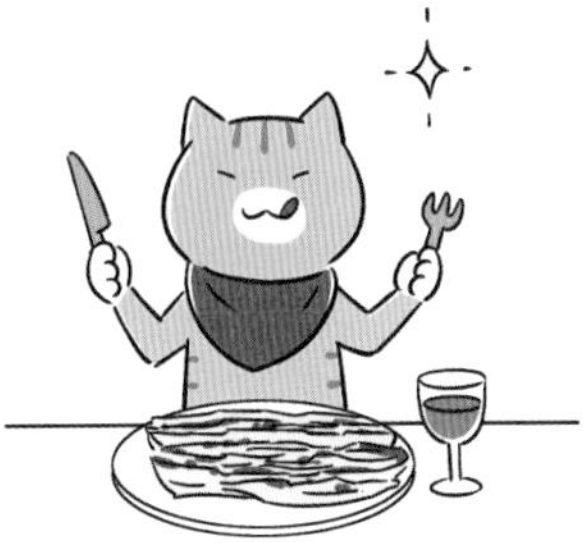

生活習慣病予防の海藻

日本古来の食物繊維
海藻で免疫予防

日本で昔からよく食べられている海藻は、食物繊維やビタミン、ミネラルが豊富に含まれています。海藻のとろみやネバネバの元である成分は水溶性の食物繊維で、糖の吸収を和らげ、腸内環境を整え、コレステロールや血圧を下げるなどの健康効果があります。

海苔

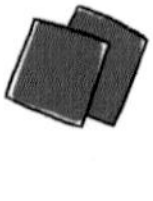

約3分の1が食物繊維で、胃や腸の壁を傷つけない穏やかな整腸作用が脂質・糖・ナトリウムなどを吸着して体外に排出します。

旬 11～12月

わかめ

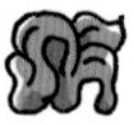

整腸作用、糖の吸収の緩和、コレステロールの低下などを促します。体内の免疫細胞を活性化させる効果もあります。

旬 2～3月

昆布

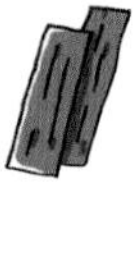

ビタミン、ミネラル、食物繊維が豊富なアルカリ性食品。海藻にしか含まれないヨウ素は昆布にもっとも多く含まれます。

旬 2～3月

海藻は小パックで毎日手軽に摂ろう

日本人の腸に合う酢もずくやめかぶなどの海藻を小パックで毎日摂取するといいでしょう。

腸内環境が整う万能おかず

切り昆布のあっさり炒り煮

20分

材　料（2人分）
切り昆布（乾）…20g
ニンジン…1/4本
ちくわ…1本
赤唐辛子（輪切り）…1本分
ごま油…大さじ1
A ┌ だし汁…200㎖
　 │ しょうゆ…大さじ1
　 └ みりん…小さじ1

作り方
1 切り昆布はたっぷりの水に5～10分つけて戻し、よく水洗いして水気を切り、食べやすい長さに切ります。

2 ちくわは縦半分に切ってから斜め薄切りにし、ニンジンは千切りにします。

3 鍋にごま油と赤唐辛子を入れて中火にかけ、香りがたったら**1**、**2**を加えて炒めます。Aを加えて炒め、中火で汁けがなくなるまで煮ます。

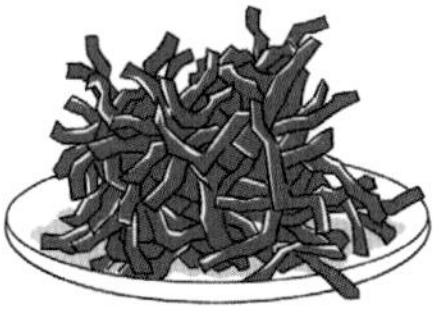

海藻類は腸内環境を改善！

日本人の持つ特別な酵素遺伝子

２０１６年、早稲田大学と東京大学大学院の共同研究グループは、日本を含む12カ国の人々の腸内フローラを比較解析し、その菌種の構成が国によって大きく異なることを明らかにしました。特に日本人は、海苔やわかめなどの海藻に含まれる食物繊維を分解する酵素遺伝子を、約90％の人が持っていました。これに対して、他の国々の人は平均15％程度しかなかったのです。海藻の豊富な栄養を摂取できるのは、私たち日本人の腸の大きな特徴なのです。

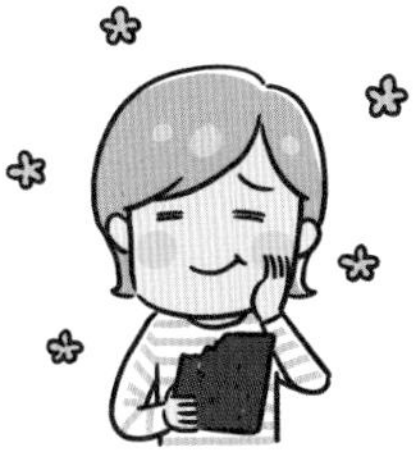

低糖質の食事で健康的な体型を維持

ダイエットには、糖質を抑えた食事が理想的ですが、ほとんどの主食は糖質をたくさん含みます。主食には、糖質の吸収がおだやかな低GI値の食品で、ビタミンと食物繊維が豊富な玄米がおすすめ。代謝を上げるビタミンB群などダイエット効果のある栄養素も上手に取り入れましょう。

玄米

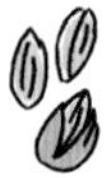

主食の中でもGI値が低く、食物繊維も豊富。また、炭水化物の代謝を助けるビタミンB_1を多く含みます。

旬 9～11月

きのこ類

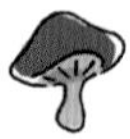

低カロリーで不溶性食物繊維が多くダイエットや便秘解消に効果的。代謝を上げるビタミンB群やビタミンDも豊富。天日で乾燥させると栄養価が高まります。

ブロッコリー

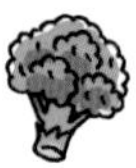

ブロッコリーのスルフォラファンは、エネルギー消費の増加を促し、腸内フローラを改善します。特に新芽に多いです。

旬 11～3月

アーモンド

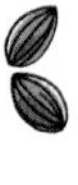

1粒につき糖質が0.053グラムというダイエットに最適な食材です。アーモンドに含まれるビタミンB_2は脂肪をエネルギーに変える体内の働きを助けます。

子どもも食べやすい食物繊維豊富ごはん

さつまいもごはん

80分

材料（4人分）

玄米…2合
さつまいも…1本
小豆缶…1缶
塩…小さじ1/2
水…適量
黒いりごま…適量

作り方

1 玄米は、パッケージの表記に従って浸水し水気を切っておきます。さつまいもは、皮付きのまま1cm幅の角切りにします。

2 玄米を入れた炊飯器の釜に、さつまいも、小豆、水を2合の玄米用の目盛りまで入れ、塩を入れ混ぜます。

3 **1**と**2**を入れ軽く混ぜ、通常炊飯します。器に盛り付け、黒いりごまをかけたら完成。

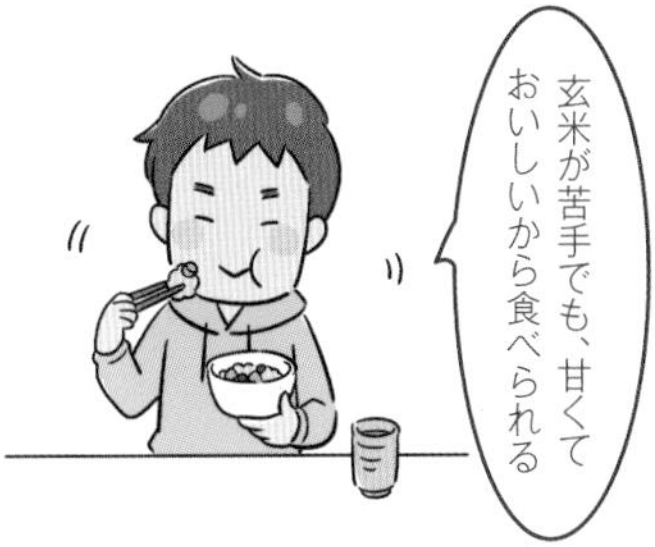
玄米が苦手でも、甘くて
おいしいから食べられる

ミネラル、ビタミン、食物繊維たっぷりと！

濃厚きのこ汁

20分

材料（2人分）

お好みのきのこ（しいたけ、しめじなど）…150g
ごま油…大さじ1/2
だし汁…400mℓ
みそ…大さじ2
万能ねぎ（小口切り）…適量

作り方

1 しいたけは5mmの薄切りにします。しめじは根を落として小房に分け、かさのおおきなところは手で縦にさきます。

2 鍋に油を熱し、**1**を炒めます。水分を出すため木べらで鍋のふちにおしつけるようにして炒め、きのこの香りが強くなったらだし汁を加え、中火で1～2分ほど煮ます。

3 みそを溶き入れ、火を止めます。器に盛り、万能ねぎを散らします。

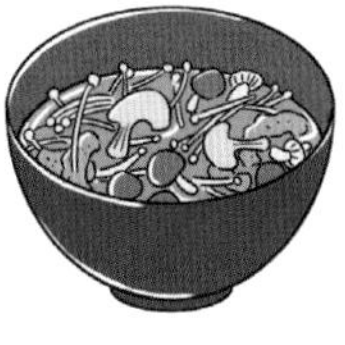

高血圧・血栓予防・動脈硬化予防

血管を丈夫にして血流を改善する

　血管が老化すると、血管の壁に中性脂肪やコレステロールなどがたまって血流が悪くなり、高血圧や血栓、動脈硬化の原因になります。

　血液をサラサラにし、血栓を防ぐ作用のある食材を摂取しましょう。食事改善だけでなく適度な運動も組み合わせると効果的です。

マグロ

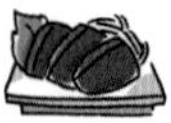

魚で1番のDHAと2番のEPAの含有量です。特に頭や目玉、トロの部分など脂質が多いところに含まれます。

旬 通年

サバ

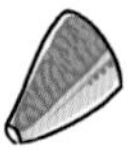

DHAやEPAなどの良質な脂質を豊富に含んでおり、血管の老化予防や血流の改善による血圧の安定の効果があります。

旬 9～11月

イワシ

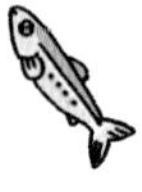

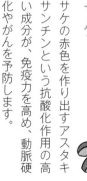

血液をサラサラにし、血栓や動脈硬化を防ぎ、悪玉コレステロールを減らすEPAやDHAが豊富な長寿食です。

旬 7～12月

サケ

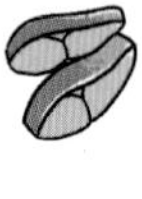

サケの赤色を作り出すアスタキサンチンという抗酸化作用の高い成分が、免疫力を高め、動脈硬化やがんを予防します。

旬 9～1月

タマネギ

ツンとした香り成分・硫化アリルが、悪玉コレステロールを抑え、血液サラサラ効果をもたらす。食欲向上や便秘解消にも。

旬 4～5月、12～1月

酢

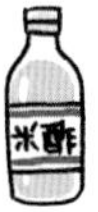

短鎖脂肪酸の一種の酢酸が含まれ、腸内フローラの改善や内臓脂肪の減少や食後の血糖値の上昇抑制、活性酸素の抑制、便秘の解消などに効果があります。

トマト

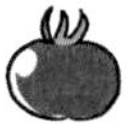

トマトのケルセチンには毛細血管を強化する働きがあります。また、リコピンは動脈硬化の予防に効果的です。

旬 6～9月

アスパラガス

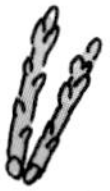

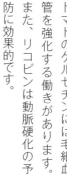

血行を促進し、高血圧や動脈硬化を予防・緩和するルチンを豊富に含みます。毛細血管を丈夫にする効能もあります。

旬 5～6月

自分の血圧を意識する

「高血圧治療ガイドライン」では、最高血圧が140mmHg以上か、最低血圧が90mmHg以上、あるいは両方が高ければ高血圧ですが、薬で無理やり下げると、脳や内臓、手足の血流を悪化させてしまうことも。

　ガイドラインの数字にとらわれ過ぎず、年齢や合併症や既往症の有無などで変わる、自身の適正な血圧を知ることも大切です。

代謝を上げ、免疫力を高める血液サラサラめし

イワシのキムチ煮

25分

材料（2人分）

イワシ…4尾
小ねぎ…1/3束
ニラ…1/3束
白菜キムチ…100g
もやし…100g
塩…少々

A
- 酒・酢…各大さじ1
- しょうゆ…大さじ2
- 水…150mℓ

作り方

1 イワシは頭を落とし、わたを取り除き、塩水で洗って水気を取り、塩少々をふって5分ほどおきます。小ねぎ、ニラは5cmの長さに切ります。

2 ボウルに白菜キムチ、もやし、小ねぎ、ニラを入れて、混ぜ合わせます。

3 フライパンに**2**の半量を広げて入れ、イワシを並べ、さらに**2**の残りを広げてのせます。

4 あわせたAをすべて注ぎ、落とし蓋をして、弱めの中火で15分ほど煮ます。

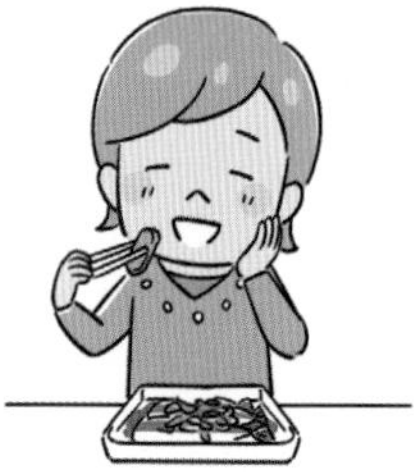

ブロッコリーは血流を促進し、動脈硬化を防ぐ

国立がん研究センターの予防研究グループの調査によれば、強い抗酸化作用と抗炎症作用のある「イソチオシアネート」という成分が豊富なアブラナ科の食品の摂取量が多い人は、少ない人に比べて全死亡リスクが男性で14%、女性で11%低いことがわかりました。

この研究は、食事調査票に答えた45~74歳の日本人約9万人を対象に、5年後の死亡リスクを調査したものです。ブロッコリーには、200以上ものフィトケミカルが含まれるとされ、血流を促進し、動脈硬化を防ぐ効果があると言われます。赤血球を作る働きがある葉酸も豊富です。

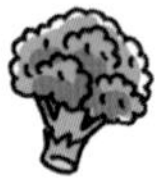

硫化アリルが悪玉コレステロールを抑えます

タマネギとブロッコリーのマリネ

15分

材　料
ブロッコリー…1株
タマネギ…1/2個
ゆで卵…2個
A［水…100㎖
　塩…小さじ1/3
A［コンソメの素…小さじ1/2
　みりん・酒…各大さじ2
　カレー粉…小さじ1
B［酢…大さじ2
　オリーブオイル…小さじ2

作り方
1 鍋に湯を沸かし、塩少々（分量外）を入れ、ブロッコリーを2、3分ゆで、ザルに上げ、そのまま冷まします。タマネギはスライサーで薄く切ります。

2 Aを耐熱カップに入れて電子レンジで30秒加熱して混ぜます。

3 ポリ袋に1、ゆで卵を入れ、2とBを注ぎます。ゆで卵は食べる時に切ります。

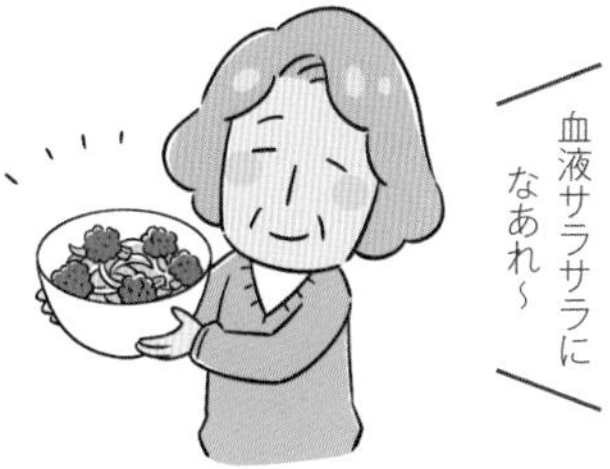

疲労回復、スタミナ強化に

焼きアスパラガスのおひたし

15分

材　料
グリーンアスパラガス…8本
めんつゆ（ストレート）…100㎖
赤唐辛子…1本

作り方
1 アスパラガスは筋とはかまを取り、グリルかオーブントースターで全体に焼き色がつくまで焼きます。

2 1が温かいうちに保存容器に入れ、めんつゆを注ぎ、赤唐辛子を加えます。

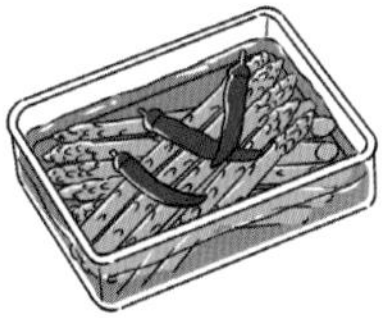

がん予防

食材の抗酸化作用で活性酸素を取り除く

1980年以降、日本人の死因の第1位ががんであり、一生のうちに2人に1人ががんにかかると言われています。食生活では、抗酸化成分を積極的に取り、有害な活性酸素を取り除くことを意識しましょう。抗酸化物質のビタミンA・C・Eを積極的に取り入れましょう。

ニンニク

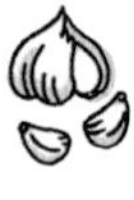

ニンニクを切ると硫化アリルがアリシンに変化し、その強力な殺菌力や抗酸化作用でウイルスや疲れを撃退します。

旬 5〜7月

キャベツ

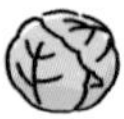

肝臓の解毒酵素を活性化して発がん性物質を無毒化する他、大腸がんや前立腺がんの細胞を自然死に導きます。

旬 3〜5月、11〜2月

大豆

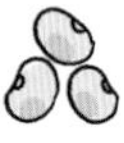

大豆イソフラボンが女性ホルモンと似た働きをし、がん化を予防します。ただし、過剰に摂取するとがんの原因にも。

旬 9〜10月

レバー

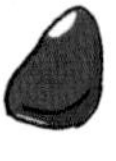

レバーに豊富なビタミンAは目や皮膚の健康を守る栄養素で、発がん予防の他、免疫力向上などの効果があります。

旬 通年

ショウガ

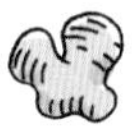

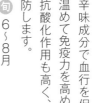

辛味成分で血行を促進し、体を温めて免疫力を高めます。抗菌・抗酸化作用も高く、食中毒も予防します。

旬 6～8月

ニンジン

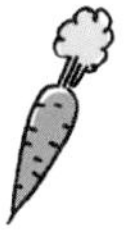

β-カロテンとαカロテンは共に高い抗酸化作用を持ち、相乗効果で猛毒の活性酸素「ヒドロキシルラジカル」を除去します。

旬 11～2月

セロリ

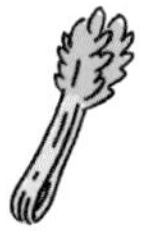

β-カロテンを多く含む野菜です。β-カロテンには免疫細胞であるNK細胞、T細胞、マクロファージを活性化する作用も。

旬 11～2月

パースニップ

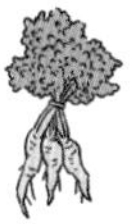

腸内でコレステロールの吸収を抑制し、代謝や排泄を促します。動脈硬化などの予防にも役立ちます。

旬 12～3月

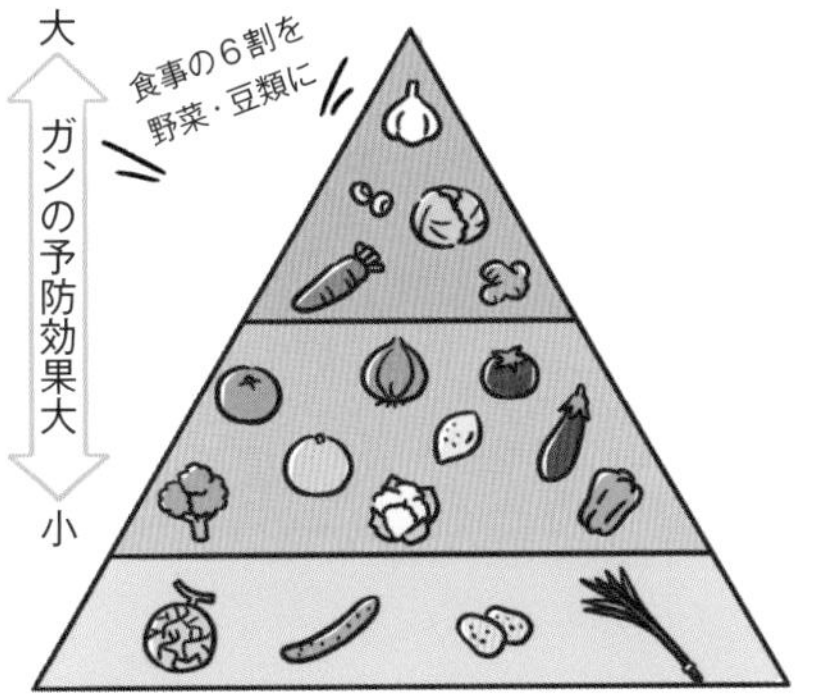

出典：アメリカ国立がん研究所
「デザイナーフーズ・ピラミッド」

アレンジ自在なDHA・EPAが豊富な一品

手作りツナ

30分（一晩おく時間は除く）

材　料　マグロ赤身…２さく
ニンニク（半分に切る）…１片
ローリエ…２枚
塩…小さじ１
オリーブオイル…適量

作り方

1 マグロは塩を全体にまぶし、ローリエを張りつけてラップに包み、保存容器に入れて冷蔵庫で一晩おきます。

2 フライパンにローリエを取り除いた **1** とニンニクを入れ、オリーブオイルをひたひたまで注ぎます。

3 弱火にかけ、温まったらさらに15分ほど弱火で煮ます。火を止めてそのまま冷やします。

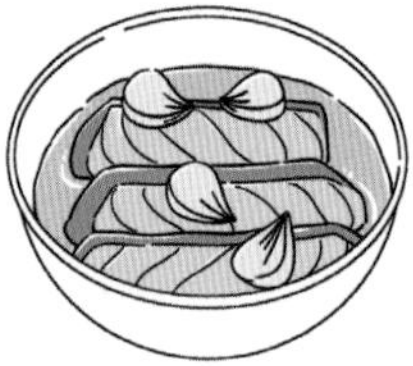

セロリもクセなく食べられる！

セロリとホタテのマヨポンサラダ

10分

材　料（2人分）
セロリ…1/2本
ホタテ水煮缶…１缶
A ［マヨネーズ…大さじ１
ポン酢しょうゆ…大さじ１
塩・こしょう…少々

作り方

1 セロリは筋を取り、薄い斜め切りにします。葉は2cmの長さくらいにちぎり、ホタテ水煮は缶の汁を軽く切ります。

2 ボウルにAを混ぜ合わせ、**1** を加えて和えます。

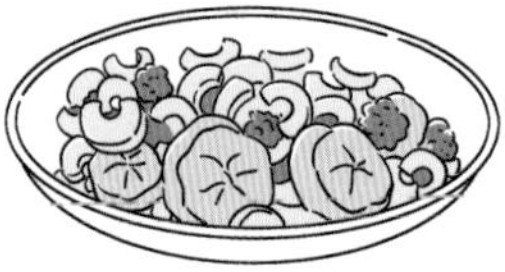

うまみが染み込むホクホクおかず

ニンニク塩ブリ大根

35分

材料

大根…1/3本
ブリ…2切れ
ニンニク（半分に切る）…1片
サラダ油…大さじ1/2

A
- だし…300mℓ
- 酒…50mℓ
- みりん…大さじ1.5
- 塩…小さじ1/2

作り方

1 大根は2cm厚さの輪切りにし、十字の切れ込みを入れ、ゆでておきます。

2 フライパンにサラダ油を中火で熱し、ブリの両面を焼き付けます。

3 ブリがこんがりとしたら、A、大根、ニンニクを加えます。

4 煮立ったらアクを取り、おとしブタをして弱めの中火で15分ほど煮ます。途中で一度、全体の上下を返します。

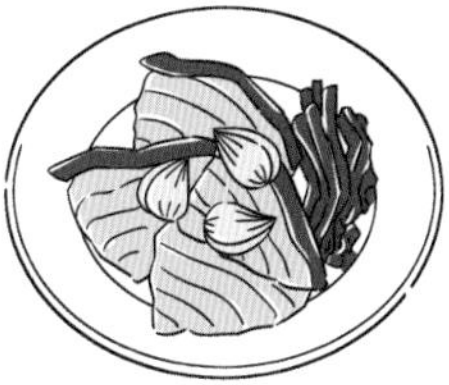

高熱を出すのはがん予防にいい

私たちの体内では日々たくさんのがん細胞が発生しています。しかし、そのがん細胞も、体温が39度を超すと死滅するとされています。

熱が上がるのは獲得免疫系の細胞が発熱中枢を刺激して、皮膚の血管が収縮して汗腺を閉じ、熱の発散を抑え、体温を上げることで免疫細胞の働きをより強めるからです。

かぜをひいて高熱を出すことは、がん予防においてもよいことなのです。

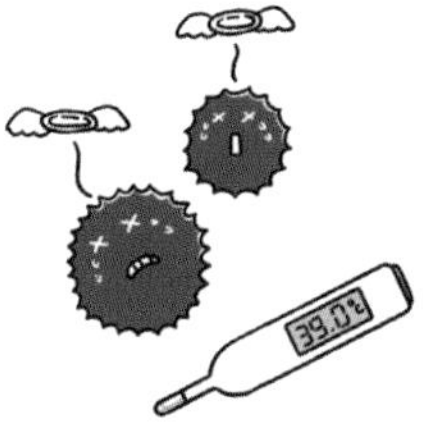

自然免疫力を高める野菜

生まれながらの免疫細胞で体を守る

マクロファージとは、生まれながらに持っている自然免疫系の細胞の1つで、自然免疫系の10～15％を占めます。食細胞とも呼ばれ、異物や病原体を見つけると捕まえて食べてくれます。

マクロファージを生成するキャベツ・ナス・大根を積極的に摂りましょう。

キャベツ

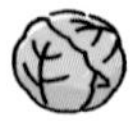

マクロファージが分泌する腫瘍壊死因子（TNF）を野菜の中で一番多く生成します。がん細胞を殺す働きを持ちます。

旬 3～5月、11～2月

ナス

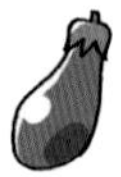

キャベツに次いで、TNFを生成する作用があります。炎症を落ち着かせ、腫れを抑えるなど熱による症状の改善に効果的です。

旬 7～9月

大根

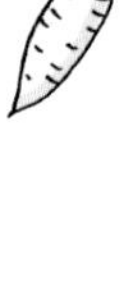

TNFを生成する作用の高い野菜で、絞り汁にはキャベツをしのぐ効果も。食欲を増進させ、コレステロール値も下げます。

旬 11～3月、7～8月

獲得免疫系の細胞

「獲得免疫系」は病原体や細菌と交わることで得られるもので、自然免疫系で対抗できない状況になると働きはじめます。

手軽にアブラナ科の野菜が摂れる！

大根ステーキ

15分

材　料（2人分）
大根…1/3本
油…大さじ1
万能ねぎ…適量

A［バター…15g
しょうゆ…大さじ1
水…70mℓ

A［黒こしょう・ニンニク…各少々

作り方

1 大根は厚さ2cmの輪切りにし、片面に格子状に切り込みを入れる。耐熱皿に重ならないように並べて、水大さじ1を振り、ラップをふんわりとかけて6分ほど加熱する。

2 フライパンにサラダ油を強めの中火で熱して大根を並べ、両面をこんがりと焼きます。

3 Aを加え、バターを溶かしながらからめ、器に盛ります。残ったソースをかけ、万能ねぎを散らします。お好みでバターをのせます。

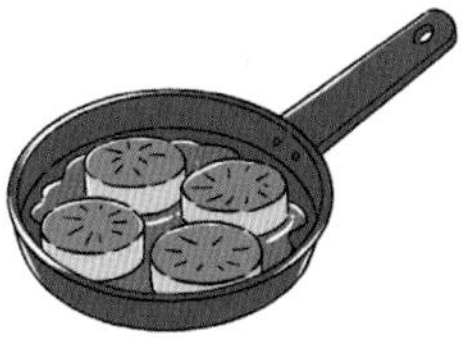
ヘルシーかつ
ジューシー

体を涼やかにし、TNFを生成するさっぱり料理

ナスのリャンバン

20分

材　料
ナス…3本
しらす干し…20g
ミョウガ…1個
青ジソ…4枚

A［砂糖・酒・酢…各小さじ1
しょうゆ…小さじ2
ごま油・ラー油…各小さじ1/2
おろしショウガ…1/2かけ分

作り方

1 ナスはヘタを落としてラップで包み、電子レンジで2分加熱し、粗熱が取れたら細かくさいて冷蔵庫で冷やします。ミョウガは縦半分に切ってから薄切りにします。

2 ボウルにAとしらす干しを加えてよく混ぜ、ナスにかけ、青ジソとミョウガをのせます。

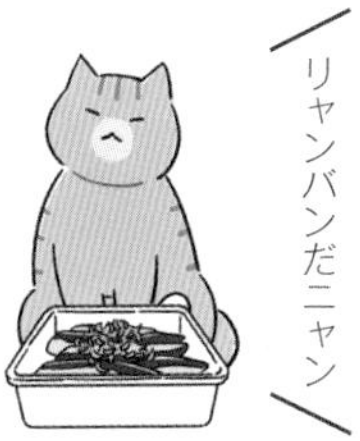

自然免疫力を高める果物

果物を食べて免疫力を高める

免疫細胞の一種であるマクロファージは、がん細胞を見つけると、腫瘍壊死因子（TNF）というがん細胞を殺す物質を分泌します。特定の食品を摂ることによって分泌量を高められます。果物では、バナナが一番効果が高く、次いでスイカ、パイナップルの順です。

バナナ

果物の中で一番多くのTNFを生成します。皮に黒い斑点のあるバナナの方が、免疫力を強める効果が高いです。

旬 通年

スイカ

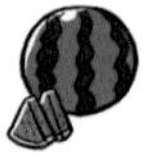

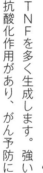

TNFを多く生成します。強い抗酸化作用があり、がん予防に効果が高いと言われるリコピンも多く含みます。

旬 7～8月

パイナップル

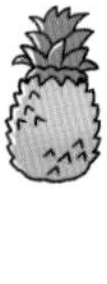

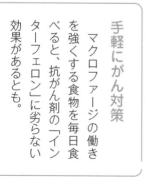

腸内の炎症を落ち着かせ、有害物質を分解する作用があると言われています。TNFを多く生成する果物の一つです。

旬 通年

手軽にがん対策

マクロファージの働きを強くする食物を毎日食べると、抗がん剤の「インターフェロン」に劣らない効果があるとも。

さっぱり飲める、ひんやりドリンク

パイナップルスムージー

5分

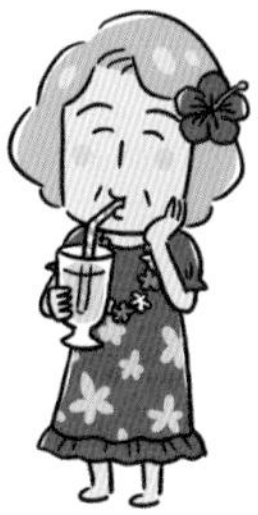

材　料（2人分）
冷凍パイナップル…70g
バナナ…1本
ハチミツ…大さじ1/2
豆乳…150～200mℓ

作り方
1 すべてをミキサーに入れ、混ぜます。

栄養満点！ 夏に嬉しい、おいしいおやつ

スイカのかき氷

15分（凍らせる時間は除く）

材　料（2人分）
スイカ…500g　砂糖…50g　熱湯…100mℓ

作り方
1 熱湯に砂糖を入れ、完全に溶けるまでスプーンでかき混ぜます。そのまま粗熱を取り、冷めるまで待ちます。

2 およそ1cmの角切りにしたスイカ300gをバットに入れ、**1**を注ぎ、冷凍庫で凍らせます。

3 凍ったらフォークで細かく砕き、冷凍庫で再び凍らせます。

4 氷が好みの細かさになるまでフォークで砕くのを3～4回繰り返します。好みの細かさになったら、残りのスイカ200gを角切りにしてグラスに入れ、かき氷を盛りつけます。

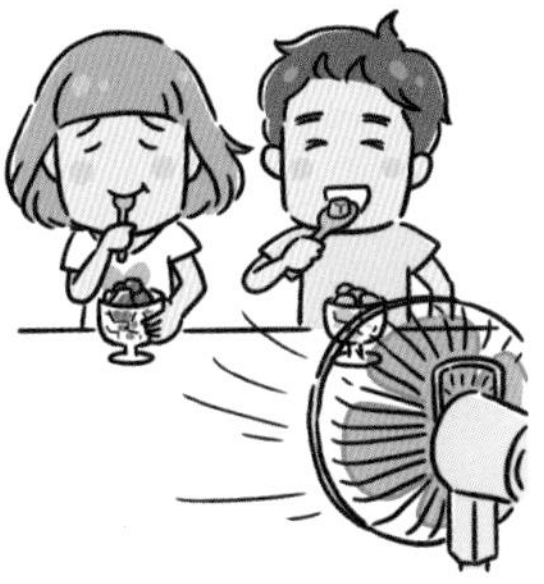

乳がん・前立腺がん予防

大豆イソフラボンで美しく健康に過ごす

大豆食品は、大豆イソフラボンというフィトケミカルを含みます。女性の体内では、女性ホルモンに似た働きをし、乳がんを予防する効果も期待されています。

一方、男性の体内では、前立腺がんを起こす男性ホルモンの働きを阻害する効果が期待されています。

豆腐

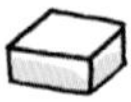

大豆を原料とする豆腐は、大豆よりも消化・吸収がよく、たんぱく質の吸収率は約95%、脂質や糖質の吸収率は約97%という老若男女におすすめの食材です。

納豆

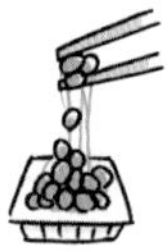

納豆菌には乳酸菌やビフィズス菌などの善玉菌を増殖させる働きがあります。肌荒れを改善するビオチンという物質も入っています。

みそ

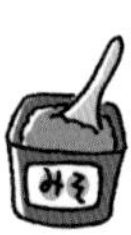

豊富な乳酸菌が腸内の善玉菌を増やします。フィトケミカルは免疫力を高め、がんや生活習慣病の予防にも役立ちます。免疫力アップには特に豆みそがおすすめ。

大豆製品の健康効果

大豆イソフラボンからエクオールを生成する腸内細菌の有無で効果が変わり、日本では2人に1人が持っているとされます。

肌によくておいしい簡単イソフラボン

しらすカツオ節やっこ

3分

材 料（1人分）　豆腐…1/2丁　カツオ節（小）…1袋　しらす…20g

作り方

1 豆腐を適当な大きさに切ります。

2 切った豆腐にしらすとカツオ節をかけます。

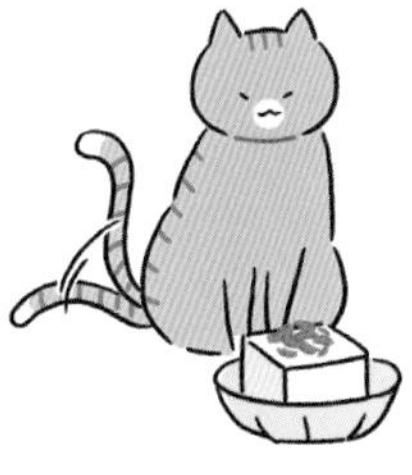

納豆とみそのダブル発酵食品で、おいしいごはんのお供

ナスと納豆の甘みそ炒め

20分

材 料

ナス…2本
ひきわり納豆…2パック
ショウガ…少々
ニンニク…1片
シソ…4枚
サラダ油…適量
ごま油…適量
みそ…大さじ1
みりん…ひと回し
砂糖…適量

作り方

1 ナスを乱切りにします。ショウガとニンニクをみじん切りにし、シソを細切りにします。

2 サラダ油をフライパンに入れ、ナスを6分ほど揚げ焼きにして取り出します。

3 **2**のフライパンにごま油を入れ、ショウガ・ニンニク・納豆を軽く炒めます。みそ・みりん・砂糖を加え、混ぜながらさっと炒めます。

4 シソと**2**のナスを加え、軽く炒め合わせたら完成。

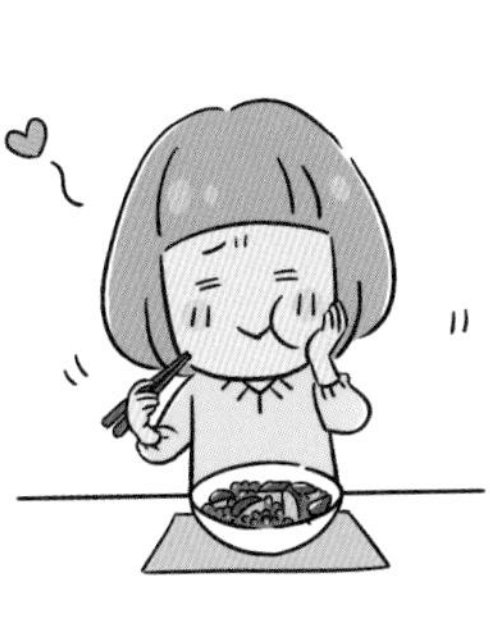

ＮＫ細胞活性化（感染症・がん予防）

正しい姿勢と深い呼吸を意識しよう

ＮＫ（ナチュラルキラー）細胞は、自然免疫細胞系の70～80％を占める免疫細胞です。

体内を自由にめぐり、ウイルスなどに感染した細胞やがん細胞などを見つけると、他の免疫細胞の指令や応援なしでそうした細胞を壊します。ＮＫ細胞の数には個人差があります。

納豆

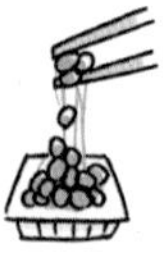

納豆菌はＮＫ細胞を活性化すると言われます。また、納豆に含まれる酵素「ナットウキナーゼ」の抗血栓作用は、薬と同等の効果があると言われています。

キムチ

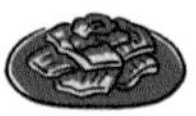

キムチに含まれる植物性の乳酸菌が、腸の多くの常在菌に働きかけて善玉菌を増やし、ウイルスと闘うＮＫ細胞の働きを強化します。

さつまいも

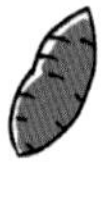

少量の摂取でマクロファージを活性化させ、その結果生成される物質がＮＫ細胞を元気にする糖脂質を多く含んでいます。

旬 9～11月

納豆は食べ過ぎ注意

納豆は発酵力が強く、過剰摂取はＳＩＢＯ（小腸内細菌異常増殖症）を起こす場合も。1日1パックを意識しましょう。

毎日美味しくＮＫ細胞を活性化

ねぎ納豆

3分

材 料（1人分） 納豆…１パック　ねぎ…お好みの量

作り方

1 ねぎを切ります。

2 1で切ったねぎと納豆を混ぜます。

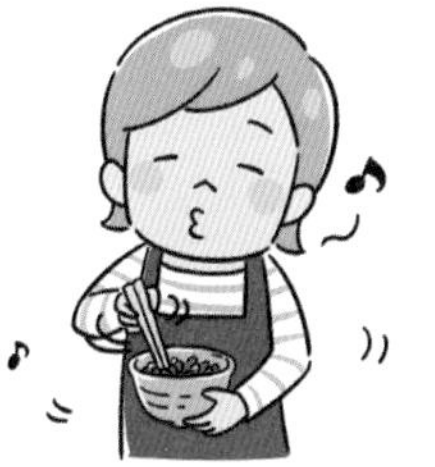

発酵食品の納豆とキムチを一緒に

納豆茶巾焼き

10分

材 料 油揚げ…２枚　白菜キムチ…40g　青ジソ…６枚　納豆…２パック　ピザ用チーズ…30g

作り方

1 油揚げは湯をまわしかけて油ぬきをし、半分に切って中を開きます。青ジソとキムチは粗く刻みます。

2 納豆は付属のたれを加えてよく混ぜ、キムチ、チーズ、青ジソを入れて混ぜます。

3 油揚げに**2**を均等に詰め、楊枝で巾着状に閉じ、オーブントースターでこんがりと色づくまで約５分焼きます。

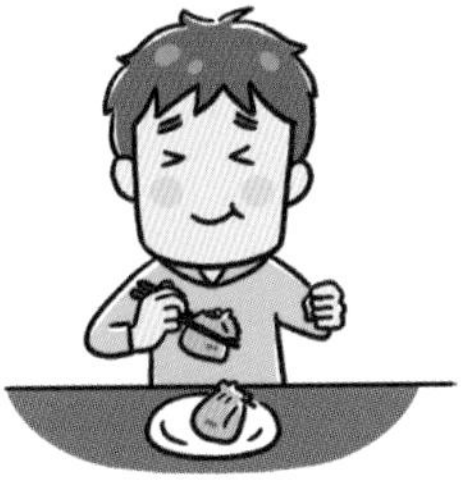

がん・心疾患

アブラナ科の食物を食べて、がんと戦う

キャベツや大根、白菜などのアブラナ科の野菜の持つ辛味成分は、イソチオシアネートというフィトケミカルによるもので、強い抗酸化作用と抗炎症作用があります。

こうした野菜の摂取量が多い人は、男性ではがん死、女性では心疾患のリスクが低下したというデータも。

ブロッコリー

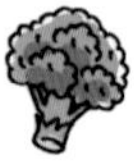

体内で抗酸化作用と解毒作用のある物質を生産し、がん細胞の抑制に必要な酵素を活性化させ、発がん物質を解毒します。

旬 11～3月

キャベツ

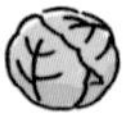

ビタミンCをはじめ抗酸化成分が豊富で、細胞のがん化を抑えます。サラダやスムージーなどの生食が効果的。

旬 3～5月、11～2月

大根

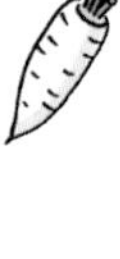

イソチオシアネートが解毒作用を強めてがんを予防したり、血栓を作りにくくします。大根おろしにすると効果的です。

旬 11～3月、7～8月

白菜

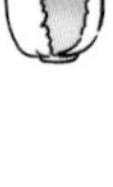

抗酸化作用が高く、白菜のジインドリルメタンという成分には、がん細胞の増殖を抑えて、滅ぼす効果があります。

旬 11～2月

漬け物で美味しくがん予防

たくあん

20分（漬ける時間は除く）

材　料　大根…1本　酢（穀物酢）…40㎖
砂糖…200g

作り方
1 大根を漬けやすい大きさに切ります。皮はむかなくてもOKです。可能であれば1週間ほど大根を干しておくと吉。

2 ジップロック（ビニールならOK）に材料を全部入れてフタを閉めます。水分が出てクタッとなるので注意を。

3 冷暗所に置いて、均一に漬かるように時々ジップロックの外から混ぜる感じでもみます。4～5日位漬けると食べられます。

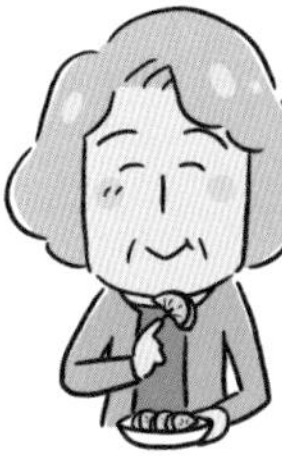

手軽に作れて、存分に抗酸化作用を発揮

白菜の浅漬け

5分

材　料　白菜…1/4切れ　塩…小さじ2

作り方
1 白菜を食べやすい大きさに切ります。

2 切った白菜と塩をポリ袋に入れてよくもみ、水気を絞ります。

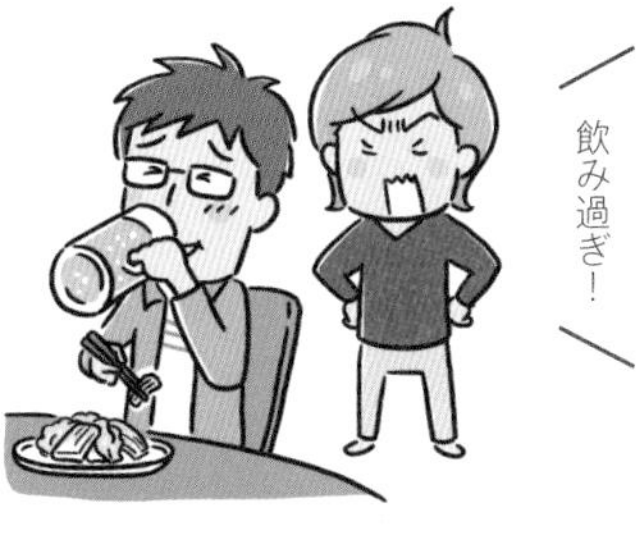

認知症・寝たきり予防

認知症には脳を活性化する食材を

認知症とは、何らかの原因で脳の細胞の一部が死んだり、働きが悪くなることで起こる知能の障害で、進行すると日常生活さえ難しくなります。

認知症は脳の老化によって起こるので、日頃から脳に適度な刺激を与えましょう。寝たきりの予防にもなります。

牛肉

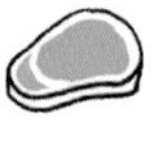

健康な細胞を作る膜の材料となるコレステロールを多く含みます。幸せ物質の原料の必須アミノ酸もバランスよく含有。

旬 通年

卵

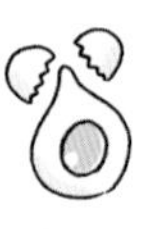

体に必要な必須アミノ酸の8種類を、ほぼパーフェクトに含む食材です。脳の老化を防止します。

旬 通年

ウナギ

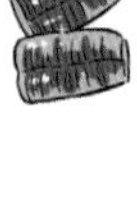

活性酸素を除去する働きを持つＤＨＡやＥＰＡを多く含みます。ＤＨＡは脳内の神経伝達物質の生成を助けます。

旬 8～11月

納豆

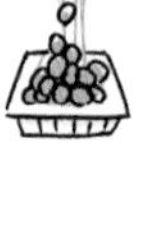

細胞を活性化して老化を防ぐ納豆レシチンだけでなく、加齢で体内で生成されにくくなる、若返り物質として注目のポリアミンも含んでいる老化防止食品です。

週1回の肉でたんぱく質を摂取！

ステーキ

20分

材料（1人分）
牛ステーキ肉…200g
油…大さじ1
ニンニク…1/2片
キャベツ…1/4玉
塩・こしょう…適量

作り方
1 牛肉を叩き、塩・こしょうをかけます。キャベツを千切りしておきます。ニンニクは薄切りに。
2 油をひき、ニンニクを入れ、牛肉を焼きます。
3 盛り付けて完成。

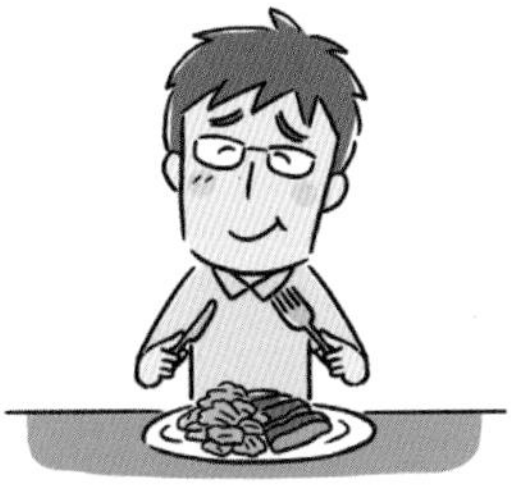

具材を入れて焼くだけ作り置きレシピ

皮なしキッシュ

30分

材料
エリンギ…1本
グリーンアスパラガス…3本
ベーコン…2枚
A［卵…4個
　生クリーム…50㎖
A［パルメザンチーズ…大さじ1
　塩…小さじ1/4
　こしょう…少々

作り方
1 エリンギは長さを半分に切り、縦半分に切ってから薄切りにします。アスパラはピーラーで薄く皮をむいて斜め切りにします。ベーコンは1cm幅に切ります。
2 耐熱の器に**1**を入れ、Aを混ぜてから注ぎ入れます。
3 天板に**2**をのせ、220℃に熱したオーブンで20分ほど焼きます。

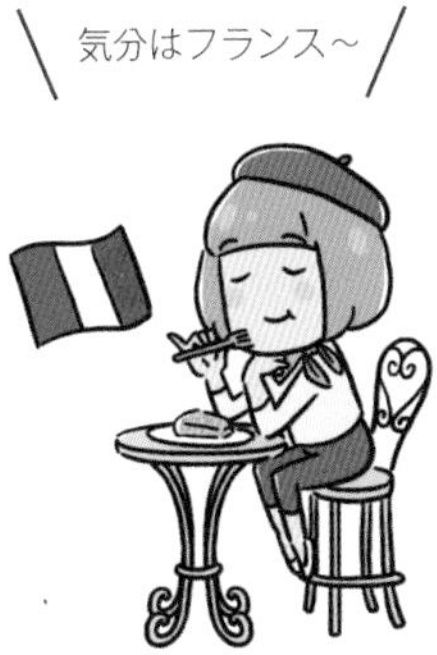

更年期障害

女性ホルモンを整え症状を抑える

ホルモンバランスの変化により心身に様々な症状が現れる更年期障害。ビタミン、ミネラル、食物繊維など栄養バランスを整えることで症状を抑えられます。老化防止に効く食材やホルモンのバランスを整える食材を意識しましょう。水泳やストレッチなどの適度な運動も効果的です。

赤みそ

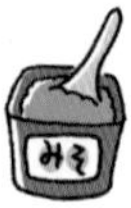

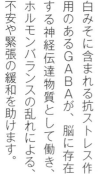

抗酸化物質のメラノイジンは老化防止が期待できます。また大豆イソフラボンは女性ホルモンと似た働きをする成分として注目されています。

白みそ

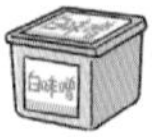

白みそに含まれる抗ストレス作用のあるＧＡＢＡが、脳に存在する神経伝達物質として働き、ホルモンバランスの乱れによる、不安や緊張の緩和を助けます。

タマネギ

血管をしなやかにし、血管が酸化することで生じるダメージを防ぎ、若返らせる効果のあるケルセチンを含んでいます。

旬 4～5月、12～1月

りんご酢

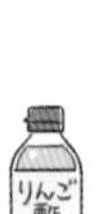

活性酸素を抑制し、細胞の老化を防ぎます。代謝促進の効果のあるミネラルを多く含む他、リンゴポリフェノールには不整脈を抑える効果も。

ダブルのみそで更年期障害を乗り切る

長生きみそ玉

15分
（凍らせる時間は除く）

材　料　赤みそ…80g　タマネギ…1個
白みそ…80g　りんご酢…大さじ1

作り方

1 ボウルにタマネギをすりおろします。タマネギは根元を残したままにすれば、バラバラになるのを防げて扱いやすくなります。

2 1に赤みそ、白みそ、りんご酢を加え、泡立て器でよく混ぜます。

3 製氷皿に入れ、冷凍室で2～3時間凍らせます。または、冷凍室用保存袋に入れて平らにし、凍ったら袋の上から手で割ってもOK。

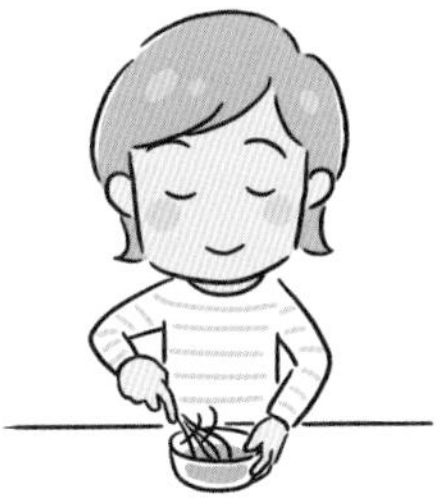

りんごの甘みで手軽にストレス解消

りんご酢コールスロー

10分

材　料　キャベツ…2枚（150g）　りんご酢…大さじ1
ニンジン…1/3本（50g）　マヨネーズ…小さじ2と1/2
塩…少々　コーン…大さじ2

作り方

1 キャベツとニンジンを5mm幅くらいの細切りにし、軽く塩を振って、水気を絞ります。

2 ボウルにりんご酢、マヨネーズ、塩ひとつまみを混ぜ合わせます。

3 2に1、コーンを入れて混ぜ合わせます。

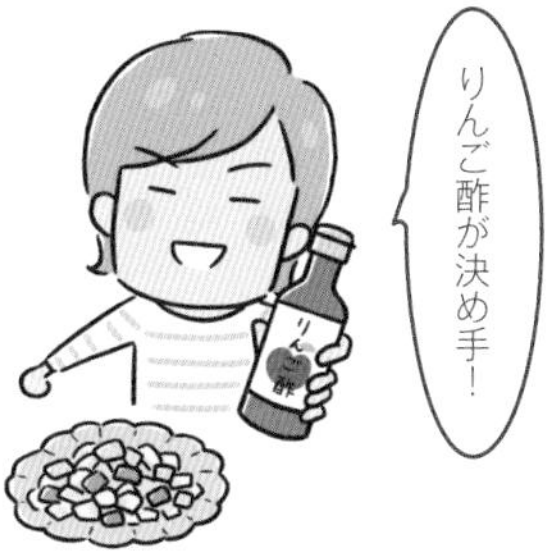

糖尿病

血糖値を上昇させない健康的な食事とは

糖尿病はインスリンが十分に分泌されない、またはうまく働かないことで、血液中の糖が多くなる病気です。放置すると、動脈硬化や心筋梗塞などの合併症のリスクも。

食事の際、最初に食物繊維の豊富な野菜や海藻から食べると、血糖値の上昇を抑制できます。

キュウリ

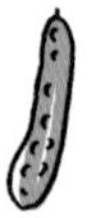

糖質の含有量は１００グラムあたり１・９グラムと少なく、ビタミン、ミネラル、食物繊維も豊富な超低糖質野菜です。

旬 ５～８月

酢

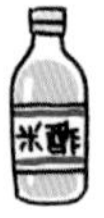

内臓脂肪の減少に役立ちます。胃腸を活性化させ、腸内のぜん動運動を促したり、腸内の善玉菌を増やしたり、がん抑制、便秘改善にも効果があります

海藻

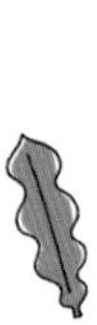

とろみやネバネバの成分であるフコイダンやアルギン酸は、水溶性の食物繊維で、糖質の吸収を緩やかにし、血糖値の上昇を抑制する効果があります。

糖尿病予備群の症状

慢性的なのどの渇き、尿の回数の増加、体重の減少、疲れやすくなるといった症状は、糖尿病の初期症状ともいえます。

低糖質で食べ応えのある、簡単レシピ

15分

キュウリとささ身の甘酢和え

材　料　キュウリ…2本
鶏ささみ…大1本
酒…大さじ2
こしょう…少量

A
酢…大さじ1
塩…小さじ1/4
砂糖…小さじ1
だし汁…大さじ1

作り方
1 キュウリは薄い輪切りにして塩水（塩は分量外）に10分ほどつけて水気をしっかり絞ります。

2 ささみは耐熱容器に入れて酒とこしょうをふってラップをかけ、電子レンジ（600W）で40秒間加熱し、そのままおいて粗熱を取ります。

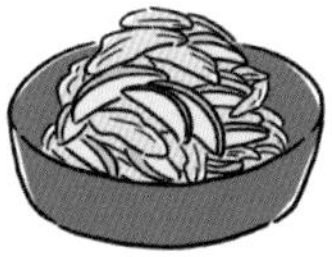

3 食べやすい大きさにさいてキュウリを混ぜ合わせます。Aを混ぜ合わせてかけ、和えます。

血糖値の上昇を緩やかにするさっぱりレシピ

15分

大根とめかぶの梅和え

材　料　大根…100g
めかぶ…小さじ1

A
梅肉のペースト…大さじ1
しょうゆ…小さじ1
みりん…小さじ1/2

作り方
1 大根はリボン状にスライスします。

2 ボウルにすべての材料を入れて、和えます。

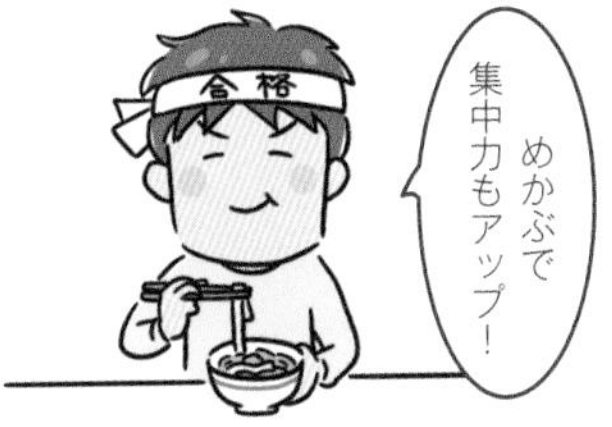

イライラ

イライラの解消にはビタミンB_1を

食生活のリズムや栄養バランスの乱れにより、ストレスの影響を受けやすくなります。ストレス状態が長く続くと、胃潰瘍などを引き起こす可能性もあります。

ストレスやイライラを感じたら、精神安定作用のあるビタミンB_1やカルシウムなどを補給しましょう。

納豆

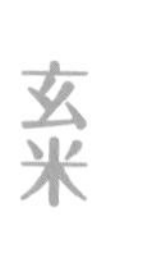

イライラを解消するカルシウムや精神を安定させるマグネシウム、鉄、亜鉛などミネラルが豊富。さらに、ビタミンB・Eも多く含むスーパーフード。

ごま

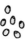

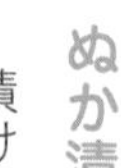

ストレスを和らげるのにミネラル、自律神経の乱れを整えるにはセサミンが有効。自律神経の調整とストレス解消に最適です。

旬 通年

玄米

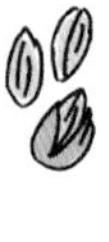

精神を安定させるビタミンB群やEが豊富です。米の栄養は約95%がぬか層に含まれ、丸ごと摂取できる玄米は栄養の宝庫。

旬 9～11月

ぬか漬けで健康に

漬け物の乳酸菌は脳の興奮を鎮める脳内物質GABAを作ります。快眠、ストレス軽減、免疫力向上に作用します。

玄米とごまで、ストレスを緩和します

玄米オリーブおにぎり

10分

材料（2人分）
玄米…1合
カツオ節…1パック
しょうゆ…適量
ごま…少々
オリーブオイル…少々

作り方
1 カツオ節にしょうゆをたらします。
2 炊いておいた玄米に1を混ぜ、手にオリーブオイルをつけて握ります。ごまをふって完成。

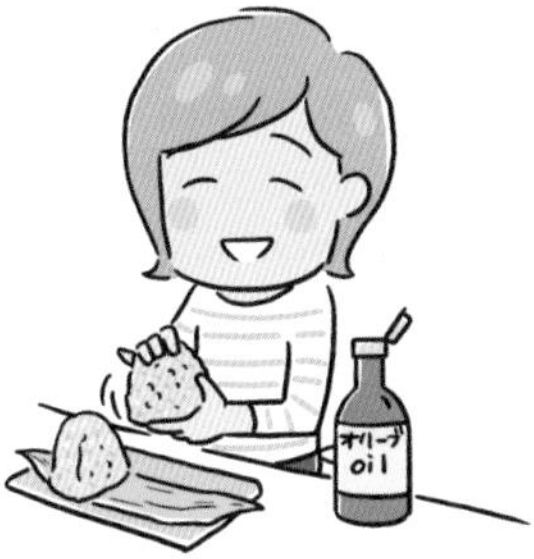

発酵食品を一度にたくさん摂取できる

納豆のみそ汁

10分

材料（2人分）
納豆…1パック
だしパック…1パック
みそ…大さじ2
ねぎ…適量

作り方
1 だしパックを入れ、だしを取ります。沸騰したところで、納豆を入れます。
2 みそをいれ、最後にねぎをちらしたら、完成。

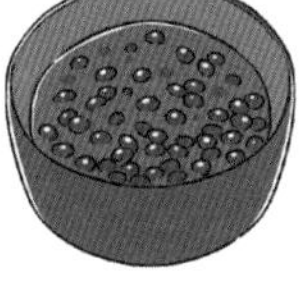

うつ

うつの時は自律神経を整える食材を

誰でも不安を抱えていますが、気落ちし、物事に関心や楽しみを見いだせなくなると、うつ病になることも。様々な理由で脳内の神経伝達物質（セロトニン、ノルアドレナリン）の働きが悪くなり、発症します。自律神経を整えるバランスのよい食材を食べて、心身の休養を図りましょう。

柑橘類

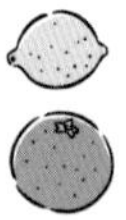

オレンジやレモンなど柑橘類の香りはストレスホルモンを減らし、高いリラックス効果があるといわれています。抗うつ作用やストレスへの抵抗力アップも。

乳製品

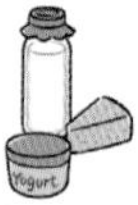

牛乳カルシウムを含む食品は、セロトニンを生成、寝つきを良くします。また、脳神経の緊張を鎮め、自立神経のバランスも調整します。

じゃがいも

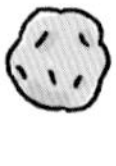

食物繊維の一種・レジスタントスターチが睡眠の質を高めます。抗ストレス&リラックス効果のある物質も多く含まれます。

旬 10～12月、5～6月

クルミ

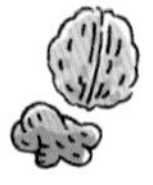

αリノレン酸がうつ症状の軽減に効果があります。トリプトファンも、セロトニンとなり、精神安定作用を発揮します。

旬 9～10月

活性酸素や過酸化脂質の発生を抑えるビタミンが豊富

じゃがいもとしらたきのタラコ煮

15分

材　料　じゃがいも…1個
しらたき…50g
タラコ…1/4腹
枝豆（むき身）…20g

A
- だし汁…100㎖
- しょうゆ…小さじ1/3
- 片栗粉…小さじ1/3

作り方
1 じゃがいもは洗って、皮つきのまま4等分にします。耐熱容器に入れてラップをし、600Wの電子レンジで3分加熱し、皮をむきます。

2 しらたきはざく切りにし、タラコは薄皮を取り除きます。

3 鍋に **1**、**2**、枝豆、Aを入れ、中火でとろみがつくまで1～2分ほど煮ます。

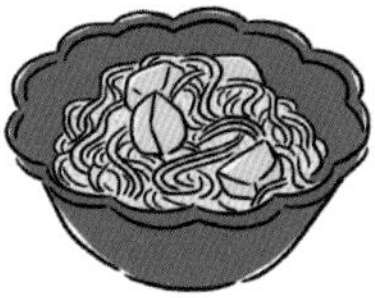

クルミのαリノレン酸でうつ病を予防

ニンジンとクルミのラペサラダ

15分

材　料（2人分）　ニンジン…2本
クルミ…40g
クリームチーズ…40g

A
- 粒マスタード…大さじ2
- オリーブオイル…大さじ3
- 酢…大さじ3
- きび糖…小さじ2

作り方
1 ニンジンは皮をむき、スライサーで千切りにします。クルミは手で粗く砕き、クリームチーズは手で粗くちぎります。

2 容器にAを入れてよくふり、ドレッシングを作ります。

3 ボウルに **1** を入れ、**2** を加えて和えます。

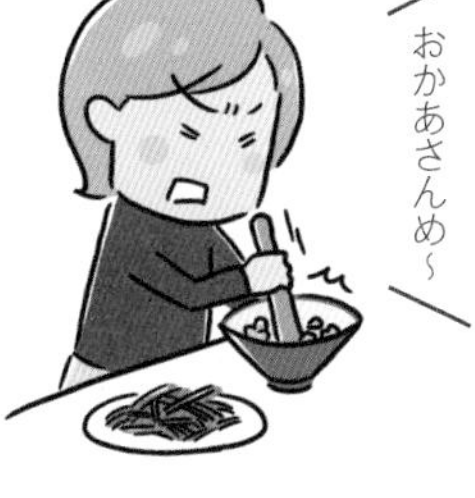

不眠

正しい姿勢と深い呼吸を意識しよう

不眠症は、生活リズムの乱れやストレス、薬の副作用などが引き金となって発症します。睡眠問題が1ヵ月以上解決せず、日中の倦怠感、意欲や集中力、食欲の低下といった不調が出ます。精神を落ち着け、睡眠の質を上げるビタミンB1・B12の多い大豆食品や乳酸品などがおすすめ。

大豆

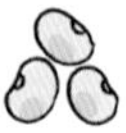

気持ちを落ち着かせる効果を持つセロトニンの原料であるトリプトファンを多く含有。体内で生成できない物質です。

旬 9〜10月

りんご酢

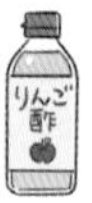

りんご酢に含まれる酢酸は、血液中の糖の吸収を緩やかにします。血糖値が緩やかに下がることで、心身をリラックスした状態にし、安眠に導きます。

乳製品

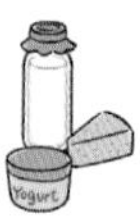

カルシウムを摂ると、体はセロトニンを生成し、睡眠ホルモンの分泌を促します。牛乳をはじめとする乳製品はカルシウム源としてもっとも効率が良いです。

オレンジ

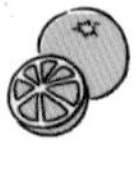

オレンジの香りはストレスホルモンを減らし、心身をリラックスさせます。自立神経を整えることで、安眠を促します。

旬 通年

大豆とミルクで心を落ち着かせる

白菜と大豆の酒粕ミルクスープ

20分

材料（2人分）

白菜…1/4個
大豆水煮…80g
コーン（水煮）…30g
酒粕…30g
お湯…300mℓ
牛乳…200mℓ
だし…小さじ2
白みそ…小さじ1
塩・黒こしょう…適量

作り方

1 白菜は1cm幅に切ります。

2 鍋にお湯を沸かし、1を入れ白菜が柔らかくなるまで中火で5分ほど加熱します。

3 大豆の水煮、コーン、酒粕を加え、酒粕が溶けるまで中火で加熱します。牛乳を入れて沸騰直前まで煮込み、火から下ろします。

4 器に盛り付け、黒こしょうをかけたら完成です。

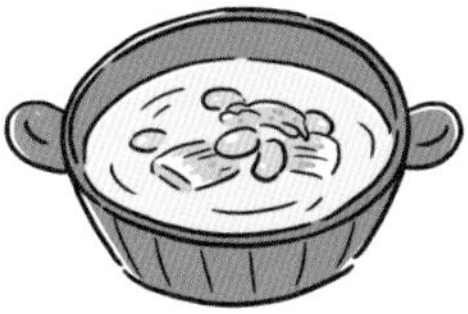

血糖値の上昇を緩やかにし、安眠へ導く

りんご酢ドリンク

3分

材料（1人分）

牛乳…100mℓ
りんご酢…大さじ1
ハチミツ…適宜

作り方

1 牛乳とりんご酢を混ぜ合わせます。

2 少し甘みが欲しい場合は、ハチミツをお好みで足します。

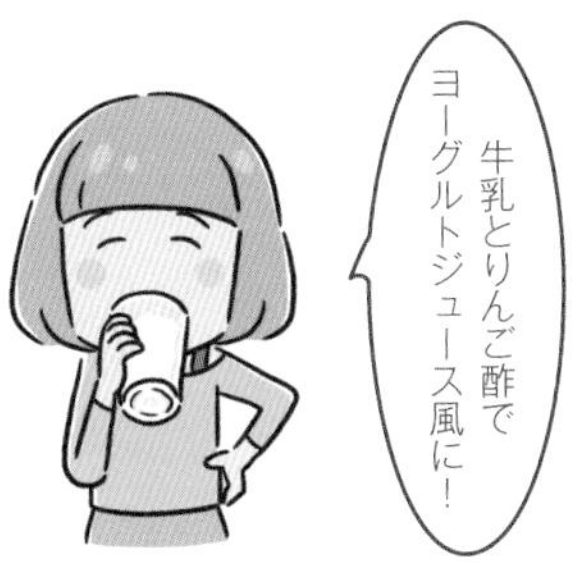

美肌

糖化は肌にも悪影響 食生活の見直しを

年齢を重ねるにつれ、増える肌トラブル。乾燥や紫外線など外部からの刺激に加え、糖化が肌の老化に重大なダメージを与えます。炭水化物や糖分は適度に、良質なたんぱく質をしっかり摂ることでコラーゲンの生成を促すことができます。体の内側からのスキンケアを心掛けましょう。

パプリカ

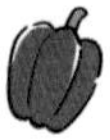

ビタミンCなどが豊富な美肌食材で、特に赤色はキサントフィルという強力な抗酸化成分が、肌の老化を防いでくれます。

旬 7~10月

卵

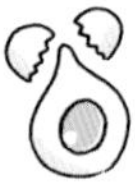

健康な肌を作るのに欠かせないたんぱく質の他、必須アミノ酸をバランスよく含んでいます。1日2~3個くらいを目安に食べましょう。

トマト

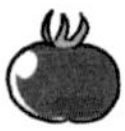

リコピンには、紫外線による赤みを軽減し、表皮のごわつきを抑制する効果があります。美肌にはかかせない食材。

旬 6~9月

納豆

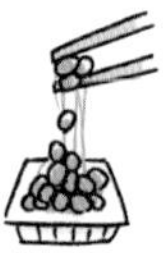

発酵食品はたんぱく質の吸収を促すので、美肌維持に効果的。納豆の肌荒れ改善成分ビオチンの働きを阻害するため、生卵の白身と食べるのは避けて。

たんぱく質とリコピンで、ずっともち肌

卵とトマトのチーズ炒め

15分

材料（2人分）

ミニトマト…大きめ5個
タマネギ…30g
卵…2個
バター…大さじ1

A
- 卵…2個
- ピザ用チーズ…20g
- 塩…小さじ1/5
- こしょう…少量

作り方

1 ミニトマトはヘタを取り、4分割にし、タマネギは薄切りにします。

2 卵を溶きほぐし、Aを入れます。

3 フライパンにバターを溶かし、タマネギを入れてしんなりするまで炒めます。強めの中火にして**2**を入れて大きく混ぜ、半熟の手前でトマトを加え、半熟になったら完成。

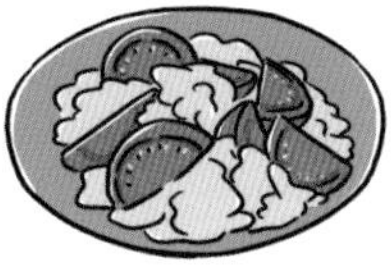

腸内環境を整え、ずっと美肌に

乳酸トマト

15分

材料

トマト…400g
米のとぎ汁…400mℓ
塩…大さじ1
きび砂糖…大さじ2
酢…小さじ3
赤唐辛子（種を除く）…1本
ニンニク（芽を除いてつぶす）…1/2片
ショウガ（薄切り）…1/2片
昆布…5cm

作り方

1 トマトは洗い、ヘタを取ります。米をとぎ、その米の2回目、3回目のとぎ汁をザルでこします。

2 塩やきび砂糖などその他の材料を用意し、米のとぎ汁のボウルに入れます。

3 清潔な保存容器に**1**のトマトを移し、**2**を注ぎ入れます。室温に1日おいたのち、冷蔵庫で保存します。

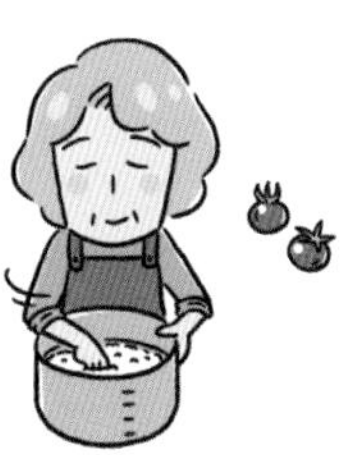

米のとぎ汁で漬けると栄養満タンに！

抜け毛・薄毛

頭皮の血行を促進させ 体の内側からケア

髪のトラブルは髪に必要な栄養素が不足しており、行きわたっていない場合に起こります。頭皮の老化を抑制するアスタキサンチンや発毛を促すアスパラギン酸などが含まれた食品を摂り、抜け毛の予防・改善に努めましょう。あわせて頭皮マッサージをするのもよいでしょう。

羊肉

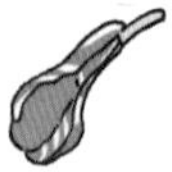

髪の主成分であるケラチンの元になるたんぱく質を作るL-システインが、食肉の中では特に多く含まれています。

旬 2月下旬~4月末

ひじき

ひじきに多いカルシウムは、メラニン色素を作る細胞を活性化し、髪を美しく保つ効果も。亜鉛などのミネラルも豊富。

旬 2~3月

もずく

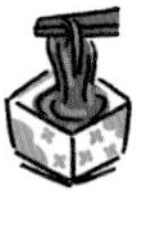

食物繊維のフコイダンは、育毛剤などにも使われる成分で、髪の細胞を活性化する働きがあり、健康な髪を作ります。

旬 通年

アスパラガス

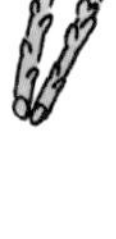

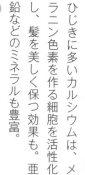

穂先に多く含まれるアスパラギン酸は、髪の主な成分であるアミノ酸の一つで、発毛を促進します。綺麗な髪を作る効果も。

旬 5~6月

もずくのフコイダンパワーで豊かで綺麗な髪に

キュウリのもずく酢

10分

材料（1人分）

キュウリ…1本

もずく酢（味付け）…1パック

ミョウガ…1個

おろしショウガ…小さじ1

作り方

1 キュウリは小口切りにします。ミョウガは縦半分に切って、薄切りにします。

2 ボウルにもずく酢、おろしショウガを入れて混ぜ、1を加えて和えます。

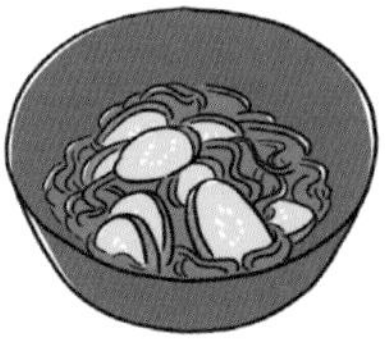

髪の主成分であるケラチンを豊富に含みます

ラム肉の赤ワイン煮込み

30分

材料

ラムもも肉…400g

塩・こしょう…各少々

A
- タマネギのすりおろし…1/2個分
- ニンニクのすりおろし…小さじ1/2

B
- 赤ワイン…200mℓ
- ローリエ…2枚
- ローズマリー…1枝
- しょうゆ…小さじ1
- バルサミコ酢…大さじ1
- オリーブオイル…大さじ1

作り方

1 ラムはひと口大に切り、塩、こしょうを振る。

2 フライパンにオリーブオイルを弱火で熱し、Aを炒める。香りが立ってきたら1、Bを加える。10分ほど煮て、塩、こしょう各少々で味をととのえる。

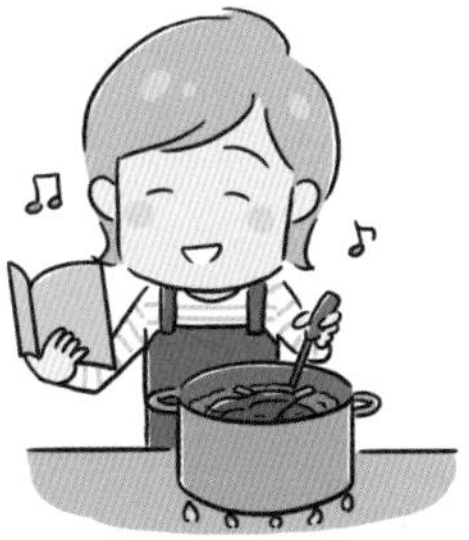

ぜんそく

ぜんそくには免疫力向上の食材を

　気管支が収縮して、気道が狭くなり、呼吸が苦しくなるのが、ぜんそくです。その症状はほこり、気温の変化や運動、アレルギー反応など様々な原因で起こります。体内の様々な毒素をスムーズに排出し、免疫力を上げることのできる食材の摂取で、症状を緩和できます。

ショウガ

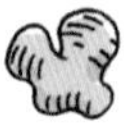

炎症を鎮める効果、発汗、食欲増進、解毒の作用があります。体を温めて免疫力を高めてくれる万能な薬味です。

旬 6～8月

トマト

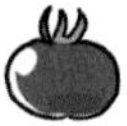

トマトの赤い色素であるリコピンは、抗酸化力を持ち、免疫を強くするカルチノイドの一種です。

旬 6～9月

ねぎ

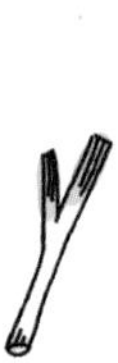

ねぎに含まれる辛味の成分には免疫力を高める効能があります。普段から摂取することで胃腸の動きを活性化させます。

旬 12～2月

アレルギーの発症

　ＩｇＥ抗体がアレルゲンに対抗して作られ、化学物質が放出されることで、かゆみなどの症状が現れます。

ショウガパワーで炎症を抑え、食欲を増進させます

ショウガオイル

5分

材　料　ショウガ…200g　ねぎ…１本分　ごま油…200mℓ　塩…大さじ１

作り方

1 ショウガをすりおろします。ねぎは粗いみじん切りにします。

2 すべての材料をびんに入れてよく振り混ぜます。

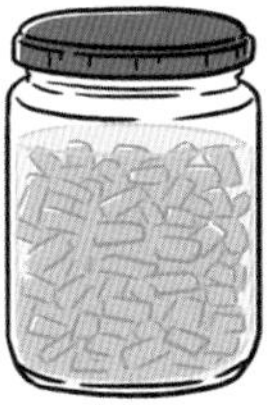

サラダや和え物、炒め物に使えば、味を引き立てます。

ピリリと香るわさびと免疫力を上げるトマトのハーモニー

湯むきトマトのわさび和え

10分

材　料　トマト…１個

A［練りわさび…少量、オリーブオイル…大さじ 1/2］

A［しょうゆ…小さじ１、砂糖…小さじ 1/2］

焼き海苔…１枚

作り方

1 トマトは湯むきし、ヘタを取って2cm角に切ります。

2 Aを合わせ、１を加えて和え、器に盛って小さく切った海苔を散らします。

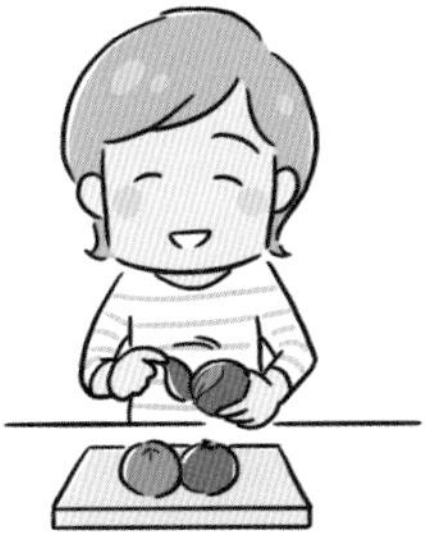

肺炎

高齢者の死因の多くを占める肺炎

近年、日本では肺炎で死亡する人が増加しており、そのほとんどが65歳以上です。肺炎にかかると、38度以上の高熱や黄色や緑色のたんが出るなどの症状が3～4日以上続き、息苦しさや胸の痛みなども伴いますが、高齢者の場合症状が出にくいことも。肺を潤す食材を意識的に摂取して。

大根

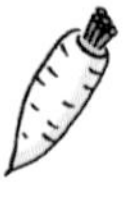

肺やのどを潤し、せきやたんにも効果があります。大根おろしや大根のハチミツ漬けがおすすめ。漢方の定番食材です。

旬 10～3月

白ごま

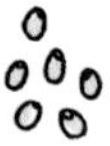

肺を潤して呼吸器系を活性化させます。「不老長寿の薬」と言われており、粘膜を作るビタミンB群も多く含んでいます。

旬 8～9月

梨

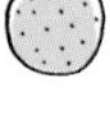

主成分の90%が水分で、肺を潤し、のどの乾燥や炎症の緩和の他、せき止めにも効果があります。

旬 9～11月

肺炎とかぜ

肺炎は肺胞に、かぜは上気道に炎症を起こす病気です。肺炎に感染すると、酸素と二酸化炭素の交換に障害が生じます。

せきやのどを潤し、呼吸器を活性化

切り干し大根とひじきのごま煮

25分

材料
切り干し大根（乾）…50g
長ひじき（乾）…40g
練りごま（白）…大さじ2～3
A［だし…400mℓ
しょうゆ…大さじ3
砂糖・みりん…各大さじ2

作り方
1 切り干し大根、ひじきを別々に、たっぷりの水で戻し、何度か水をかえてザルに上げ、水気をよく切ります。ひじきは長いものは食べやすい大きさに切ります。

2 鍋にAを合わせて中火にかけ、煮立ったら切り干し大根を加えてフタをし、2～3分間煮ます。

3 ひじきを加えておとしブタをし、さらに中火で3～5分間煮ます。

4 煮汁が少なくなってきたら練りごまを加え、全体になじませて火を止めます。そのまましばらくおいて味を含ませます。

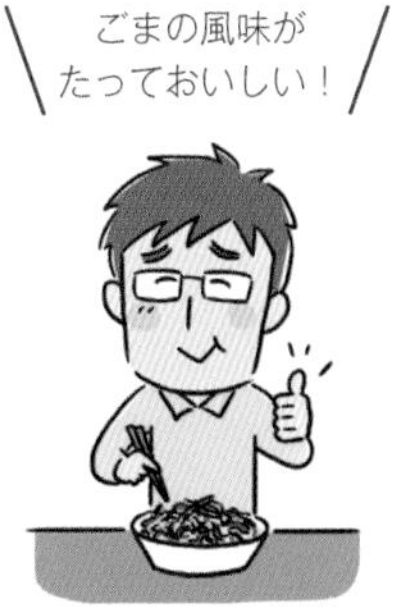

水分豊富なソルベで、のどの乾燥を防ぐ

梨のソルベ

10分（凍らせる時間は除く）

材料（2人分）
梨…1個
レモン…小さじ3
砂糖…大さじ2
水…大さじ3

作り方
1 梨の皮をむいて、半分を5mmの角切りに、半分をすりおろします。

2 1にレモン果汁、砂糖、水を入れ、砂糖が溶けるまで混ぜ合わせます。容器に入れ、冷凍庫で冷やし固めます。

3 1～2時間に一度、フォーク等でかき混ぜます。それを2～3回くり返します。固まったら盛り付けて完成。

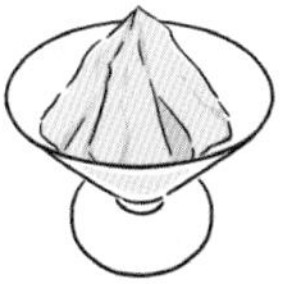

花粉症

花粉症は体を守る過剰な免疫反応

花粉症は、植物の花粉が原因となっておこるアレルギー疾患です。主な症状として、くしゃみ、鼻水、目のかゆみなどがあります。

日本では約60種類の植物が花粉症の原因になると言われます。食生活の変化や清潔化による体の免疫バランスの崩れがアレルギー疾患の増加の一因です。

ヨーグルト

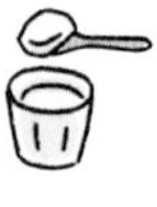

体内の免疫機能のバランスを整える役割のある乳酸菌が豊富に含まれる食品です。アレルギー誘引物質への過剰反応が抑えられます。

きのこ類

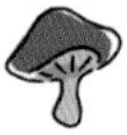

きのこ類に含まれるβ-グルカンが、腸内の免疫細胞に直接働きかけ、ウイルスやがん細胞の増殖を抑えるインターフェロンというたんぱく質を作り出します。

タマネギ

抗炎症作用を持ち、ケルセチンと呼ばれるアレルギーの緩和に有効なポリフェノールを含みます。特に赤タマネギに多いです。

旬 4~5月、12~1月

ゴボウ

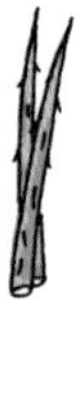

ゴボウのアルクチゲニンという成分には抗アレルギー効果があります。また、抗菌作用もあり、大腸がんの予防にも。

旬 11~2月

ヘルシーで栄養豊富なカプレーゼ

トマトとヨーグルトのカプレーゼ （水切り時間は除く）

20分

材　料
トマト…中2個
プレーンヨーグルト…300mℓ
バジル…少量
塩…小さじ1/4
オリーブオイル…小さじ1
粗びき黒こしょう…少量

作り方
1 キッチンペーパーを敷いたザルにヨーグルトをあけ、4～5時間水切りし（冷蔵庫で保存）、塩を加えてよく混ぜます。

2 トマトはヘタを取り、厚めの輪切りにします。

3 器にトマトを並べて上に1をのせ、バジルの葉を添えます。オリーブオイルを回しかけ、粗びき黒こしょうをふります。

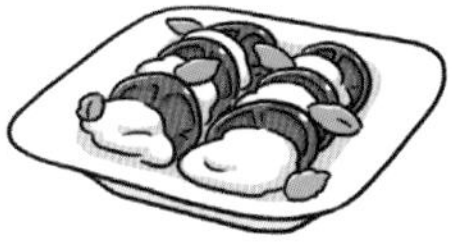

ヨーグルトをチーズ替わりにして、カロリーもダウン！

食物繊維のマリアージュ

ゴボウときのこのポタージュ

25分

材　料（2人分）
ゴボウ…1/4本
じゃがいも…1個
しめじ…1/4杯
マイタケ…1/4杯
水…100mℓ
豆乳（無調整）…300mℓ
コンソメの素…小さじ1/2
塩・こしょう…適量

作り方
1 ゴボウは皮をこそげて斜め薄切りに、じゃがいもはよく洗って皮ごと6～8等分、しめじ、マイタケは石づきを取ってほぐしておきます。

2 鍋に水と1を入れ、塩をふり、10分ほど蒸し煮にします。

3 ミキサーに蒸しあがった2、豆乳を加えて撹拌《かくはん》します。コンソメの素を加え、塩・こしょうで味をととのえます。鍋に戻して温めます。

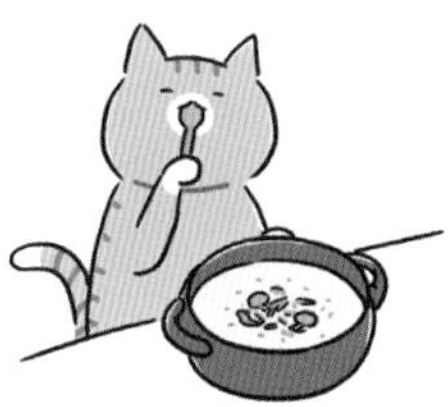

みそ汁で腸内環境アップ

発酵食品であるみそには、腸内環境を整える効果や、便秘改善の効果があります。カリウムや食物繊維の豊富な大根、加熱すると血流の促進効果が高まるタマネギなど様々な具材を組み合わせて、オリジナルのみそ汁を作ってみてはいかがでしょうか。

みそには土壌菌がたくさん

腸内細菌の中でも最大勢力である日和見菌（デブ菌・ヤセ菌含む）の大半は土壌菌の仲間です。みそにも同様の土壌菌が棲んでおり、みそを毎日摂れば、腸内環境を改善できるのです。

腸内を整える細菌・土壌菌

土壌菌とは、主に土の中で繁殖を繰り返している微生物のことです。土壌菌のような古来より取り入れられてきた腸内細菌を摂取することで、腸内環境を整え、免疫力を上げられます。

みその種類

赤みそ

抗酸化作用やエネルギー代謝を上げる働きがあり、食後の血糖値の上昇を緩やかにします。

白みそ

白みそは赤みそに比べ、抗ストレス作用のあるGABAが多く含まれます。安眠効果やストレスの軽減に効果があります。

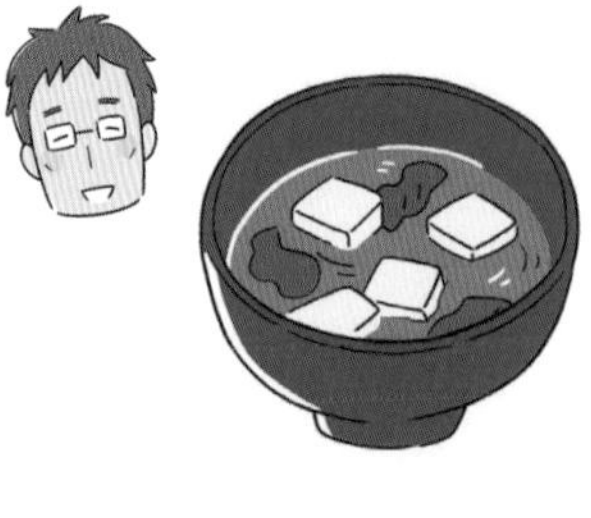

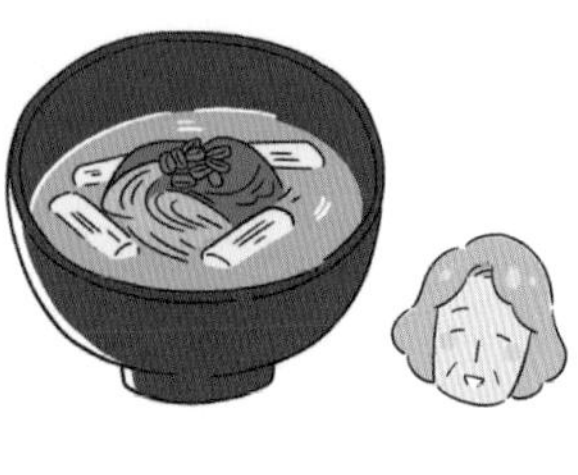

第3章

免疫力を上げる習慣

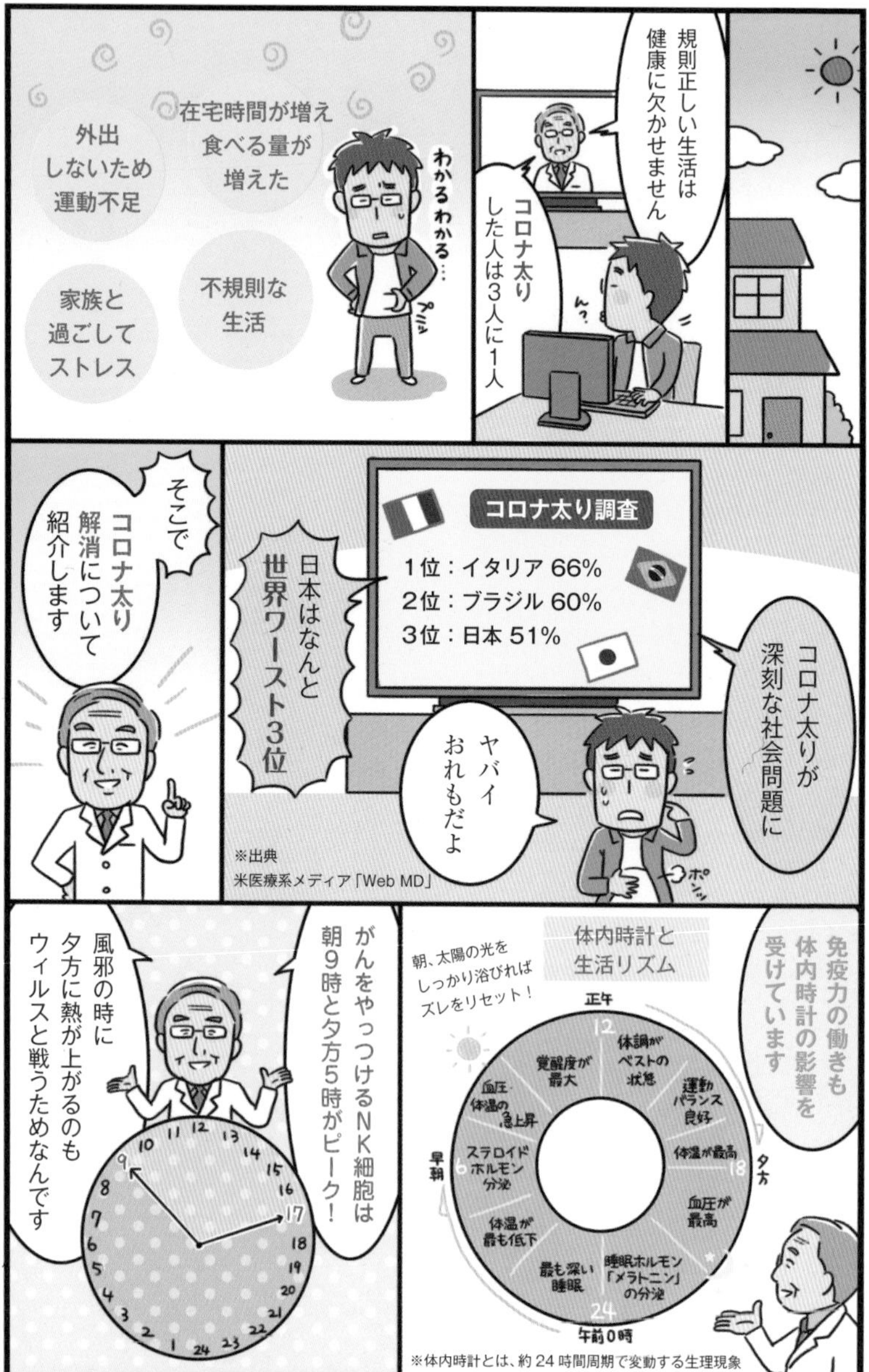

規則正しい生活は健康に欠かせません
コロナ太りした人は3人に1人
ん？
在宅時間が増え食べる量が増えた
外出しないため運動不足
わかるわかる…
プニッ
不規則な生活
家族と過ごしてストレス
コロナ太りが深刻な社会問題に
コロナ太り調査
1位：イタリア 66%
2位：ブラジル 60%
3位：日本 51%
日本はなんと世界ワースト3位
ヤバイおれもだよ
ポンッ
※出典
米医療系メディア「Web MD」
そこで
コロナ太り解消について紹介します
免疫力の働きも体内時計の影響を受けています
体内時計と生活リズム
朝、太陽の光をしっかり浴びればズレをリセット！
正午
12
覚醒度が最大
体調がベストの状態
運動バランス良好
体温が最高
夕方
18
血圧が最高
睡眠ホルモン「メラトニン」の分泌
最も深い睡眠
24
午前0時
体温が最も低下
早朝
6
ステロイドホルモン分泌
血圧・体温の急上昇
※体内時計とは、約24時間周期で変動する生理現象
がんをやっつけるNK細胞は朝9時と夕方5時がピーク！
風邪の時に夕方に熱が上がるのもウィルスと戦うためなんです

出典：ノーベル財団の資料

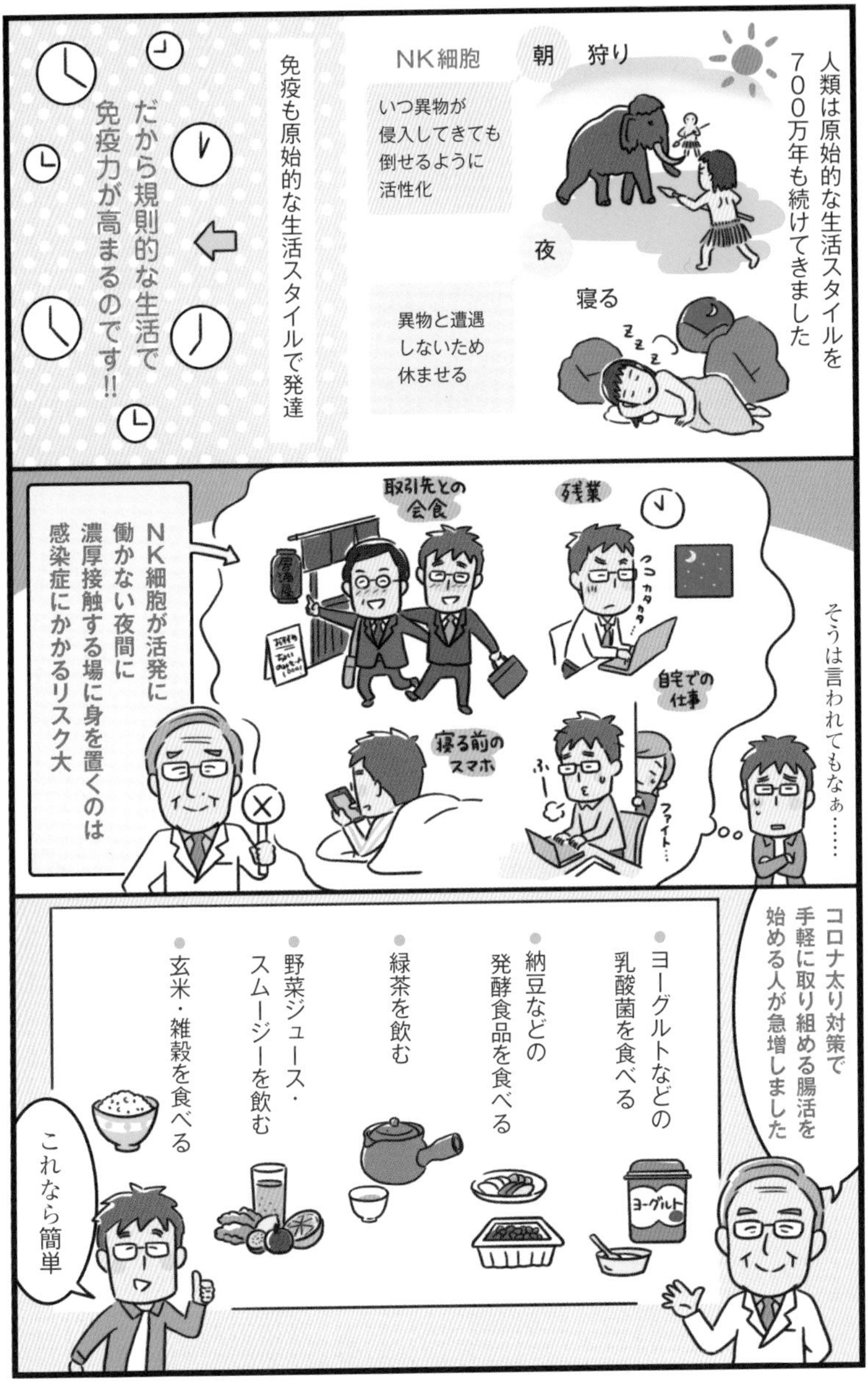
人類は原始的な生活スタイルを
700万年も続けてきました
朝
狩り
夜
寝る
NK細胞
いつ異物が
侵入してきても
倒せるように
活性化
異物と遭遇
しないため
休ませる
免疫も原始的な生活スタイルで発達
だから規則的な生活で
免疫力が高まるのです!!
そうは言われてもなぁ……
取引先との
会食
居酒屋
残業
カタカタ…
自宅での
仕事
ふー
ファイト…
寝る前の
スマホ
NK細胞が活発に
働かない夜間に
濃厚接触する場に身を置くのは
感染症にかかるリスク大
コロナ太り対策で
手軽に取り組める腸活を
始める人が急増しました
ヨーグルトなどの
乳酸菌を食べる
納豆などの
発酵食品を食べる
緑茶を飲む
野菜ジュース・
スムージーを飲む
玄米・雑穀を食べる
ヨーグルト
これなら簡単

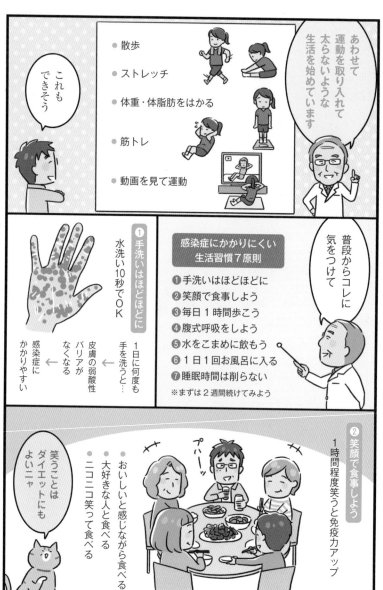

※「石けんを使ったしっかりとした手洗い」は新型コロナウィルス流行などによる緊急時の方法

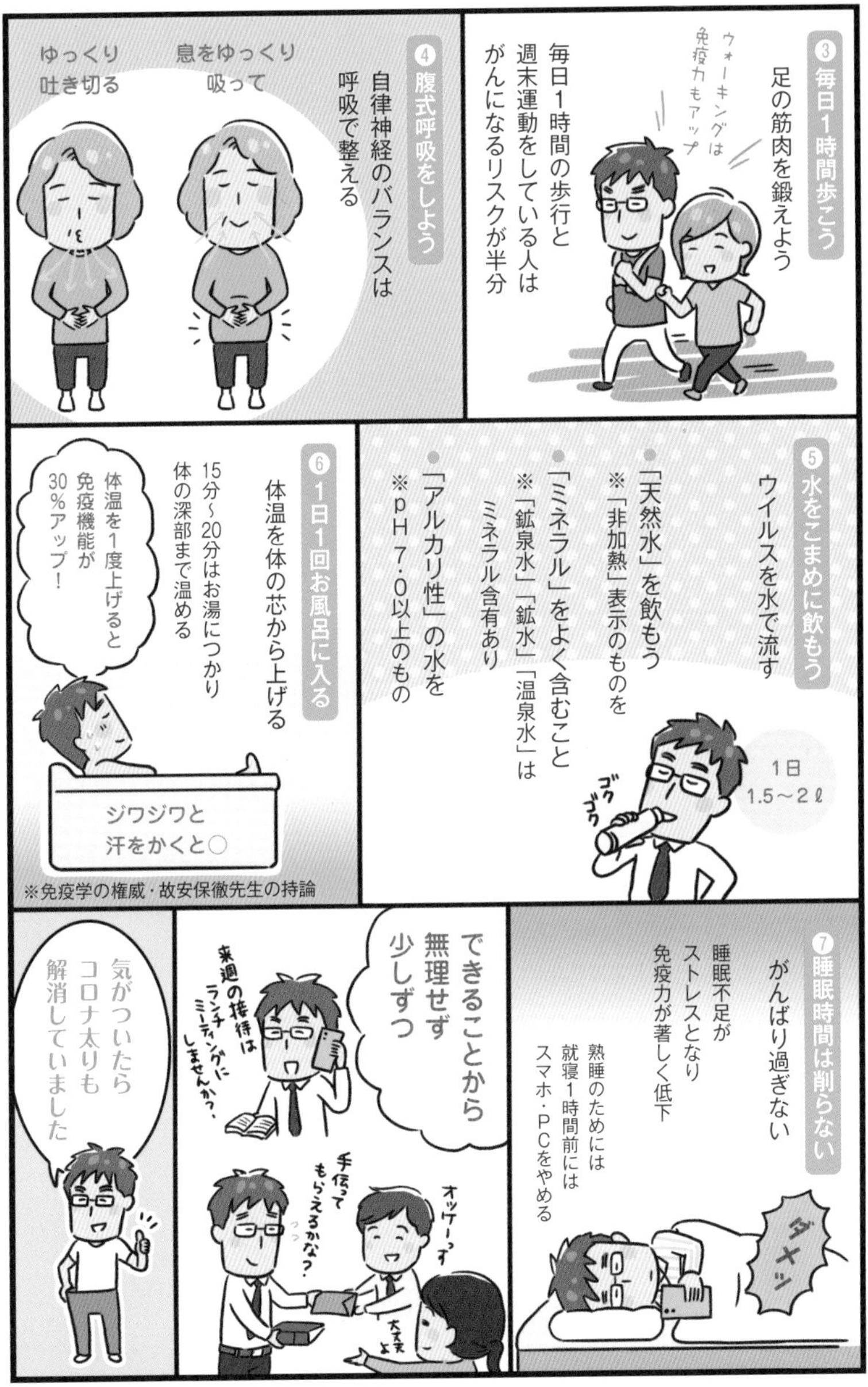
③毎日1時間歩こう
足の筋肉を鍛えよう
ウォーキングは免疫力もアップ
毎日1時間の歩行と週末運動をしている人はがんになるリスクが半分
④腹式呼吸をしよう
自律神経のバランスは呼吸で整える
息をゆっくり吸って
ゆっくり吐き切る
⑤水をこまめに飲もう
ウイルスを水で流す
●「天然水」を飲もう
※「非加熱」表示のものを
●「ミネラル」をよく含むこと
※「鉱泉水」「鉱水」「温泉水」は
ミネラル含有あり
●「アルカリ性」の水を
※pH7.0以上のもの
1日 1.5～2ℓ
ゴクゴク
⑥1日1回お風呂に入る
体温を体の芯から上げる
15分～20分はお湯につかり体の深部まで温める
体温を1度上げると免疫機能が30％アップ！
ジワジワと汗をかくと○
※免疫学の権威・故安保徹先生の持論
⑦睡眠時間は削らない
がんばり過ぎない
睡眠不足がストレスとなり免疫力が著しく低下
熟睡のためには就寝1時間前にはスマホ・PCをやめる
できることから無理せず少しずつ
来週の接待はランチミーティングにしませんか？
手伝ってもらえるかな？
オッケーっす
大丈夫よ
気がついたらコロナ太りも解消していました

免疫力を上げる「ストレス解消法」

免疫力の30%は心が作る

免疫力の70%が腸で作られますが、残りの30%は心で作られます。ストレスが、自律神経と交感神経の働きを強くして、脳の中でノルアドレナリンやコルチゾールといった免疫を抑制するホルモンを放出させます。反対に、肯定的な感情は、免疫力を向上させるのです。「病は気から」もあながち間違いでないのです。

うつ病は免疫システム？

現在、5人に1人がうつ病や不安症など精神疾患にかかると推計されます。人間は、病原体による感染から身を守るため、進化する過程で免疫システムがうつ状態を起こすようになったのではないかと言われるほどです。うつ病は、社会生活から疎遠になることで、感染症などのストレスから身を守る一種の防衛策なのです。

恐い報道は免疫力を低下させる

情報化社会に生きる私たちは、恐怖を訴える情報にまみれています。恐怖や不安などの感情もまた、ストレスホルモンを分泌させます。その結果、免疫力を低下させて、うつ病を起こす原因になります。

ストレスを感じさせるような情報や人からはいったん距離を置くことで、自分の免疫力を高めることも必要なのです。

ストレスから身を守る習慣

「笑う」「寝る」「楽しむ」で、免疫は3割上がります。ストレスを溜め込まないよう、心身をリラックスさせる行動を心がけましょう。

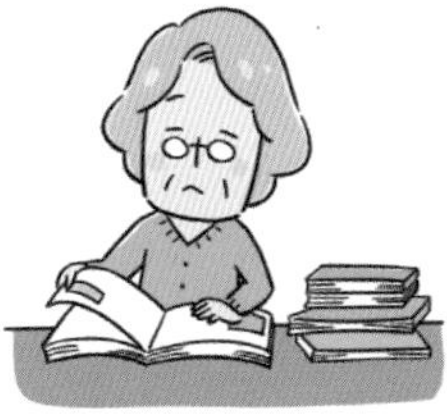

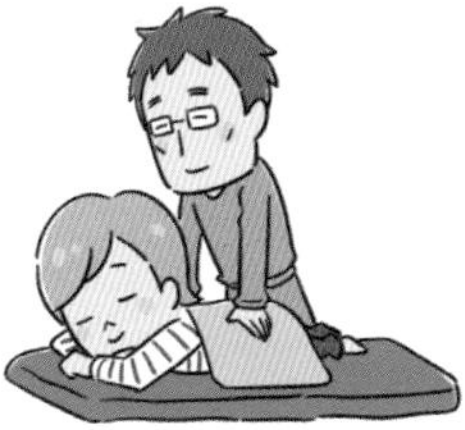

客観的な判断トレーニング

恐怖や不安感の実態を冷静に判断し、主観的・偏見的な目線で物事を切り取らないようにしましょう。

夜間リラックスする

リラックス時に優位になる副交感神経を刺激し、交感神経とのバランスをとっていきましょう。

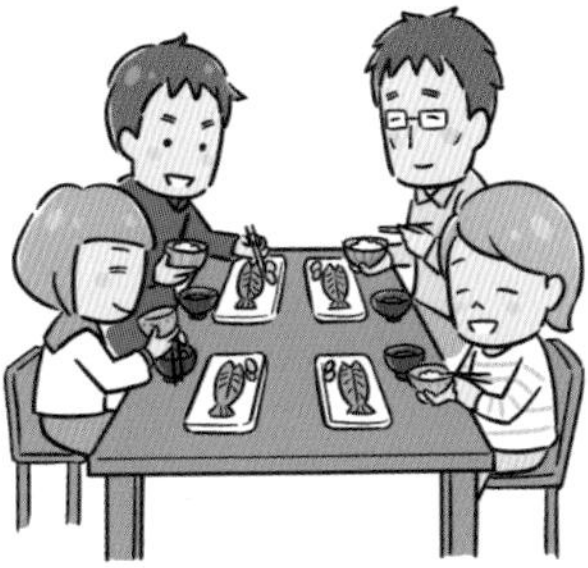

ポジティブ思考

NK細胞はメンタルの影響をもっとも受けやすい免疫細胞です。「好き」「楽しい」と感じた時には、脳はNK細胞を活性化させます。

笑って食事をする

ニコニコ笑ってポジティブな話題で食事をすることは、免疫力を高めます。一方で、ネガティブな意見は免疫力を激しく低下させます。

1時間笑う

親しい人と楽しく話したり、好きなお笑い動画を観たりして笑うと、NK細胞は活性化します。さらに笑うことにはダイエット効果も。

自分に必要な正しい情報だけ見る

きちんと内容を確かめ、むやみやたらに情報に振り回されないようにします。

感染症になりにくい「消毒法」

手洗いし過ぎると感染症にかかりやすくなる

殺菌作用のある石けんや消毒剤を吹きかけたりするほどの行き過ぎた超清潔志向は、皮膚の弱酸性バリアを取り除き、かえって病原体がつきやすい状態となり、免疫力を低下させます。

皮膚常在菌の作る皮膚膜は自然の保湿成分です。緊急時は例外として、普段の手洗いは流水で10～20秒で十分なのです。

皮膚の常在菌はウイルスから守るバリア

人間の皮膚には、平均して1人あたり150種以上の多様な微生物が存在するという研究結果があります。人の皮膚から出る脂肪をエサにして、脂肪酸の皮膚膜を作り出しています。この皮膚膜は弱酸性で、病原体の多くは生きられません。皮膚常在菌が作り出す弱酸性の脂肪酸は、病原体がつくのを防ぐバリアとなるのです。

新型コロナウイルス流行の緊急時の消毒

感染症の流行する緊急時は、石けんでいつもより丁寧に洗いましょう。しっかりと手を洗えば、約90％の皮膚常在菌が洗い流されます。

ただし、やり過ぎは禁物です。かえって感染症にかかりやすくなります。

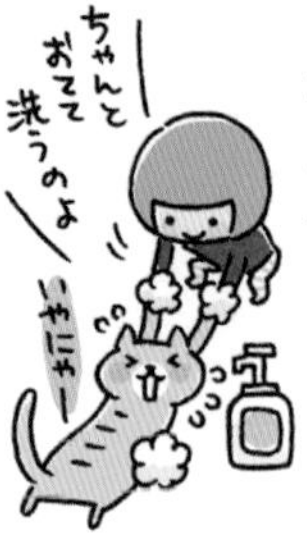

行き過ぎた清潔志向に注意

バイキンがほどほどに体内に侵入してくる生活は、免疫を高く維持するために必要です。次のようなことをしないように意識しましょう。

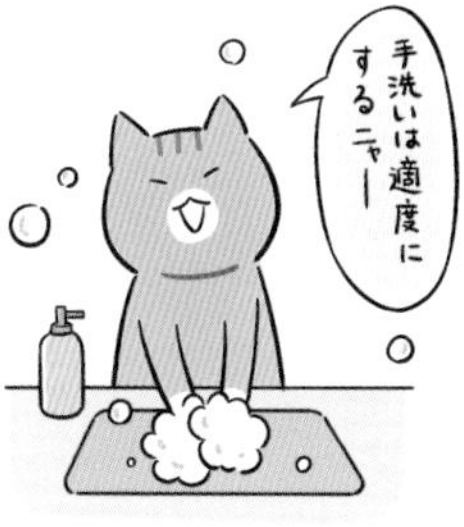

1日に何度も手洗いしない

洗い過ぎて、石けんを使うとピリピリとした刺激を感じたり、指先にヒビが入っているという状態は、皮膚常在菌が著しく減少している証拠。

身の回りのものに消毒剤を吹きかける

皮膚常在菌の作る皮膚膜は、天然の保湿成分です。消毒剤などを使い過ぎると皮膚膜がはがれ、肌が乾燥してしまいます。

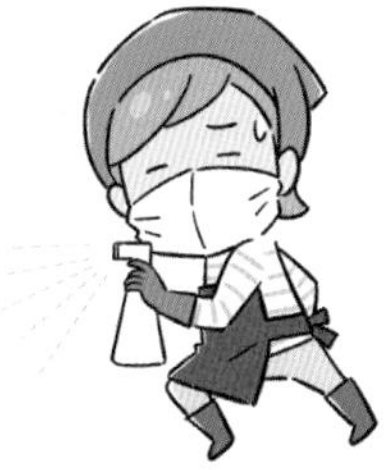

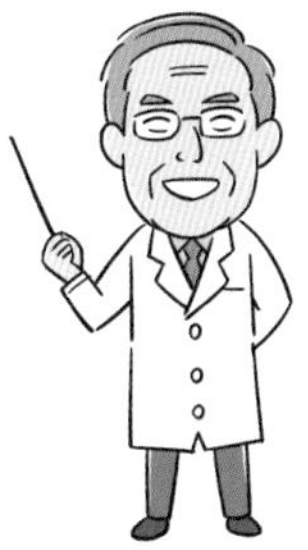

空気中の微生物を排除しない

必ずしも無菌状態がよいわけではなく、自分を守ってくれている必要な菌まで失うようなことはしないようにしましょう。

足の筋肉を衰えさせてはいけない

日常的に運動する人は、ほとんど運動をしていない人よりＮＫ細胞の働きが活発で、血液の循環を保っている足の筋肉の機能にも大きな差が出ます。

下半身の筋肉は30歳くらいを境に1年で1％ずつ衰えると言われており、免疫力を低下させないためにも、継続的な運動は大切なのです。

自律神経のバランスは呼吸で整える

自律神経は自分の意思とは無関係に働く神経ですが、呼吸で意識的にコントロールする方法があります。普段無意識に行っている、肺の周辺だけで行う胸式呼吸ではなく、息をゆっくりと吸ってゆっくりと吐き切る腹式呼吸を心がけることで、副交感神経を意図的に刺激でき、自律神経のバランスを整えていけるのです。

1日15分太陽を浴びる

昼間働くべき交感神経をうまく機能させるためには、太陽の光を浴び、自律神経のバランスを整えることが大切です。太陽光を浴びると、骨生成に重要な働きをするビタミンDの生成、心身のバランスを保つセロトニンの分泌を促し、自律神経の調整がなされます。

日中のウォーキングや散歩で、最低15分は歩いて免疫力向上を心がけましょう。

免疫力を上げる運動の方法

免疫力を上げるには、軽い運動でも長く続けることが大切です。ウォーキング、ストレッチなど簡単な運動から取り入れて見ましょう。

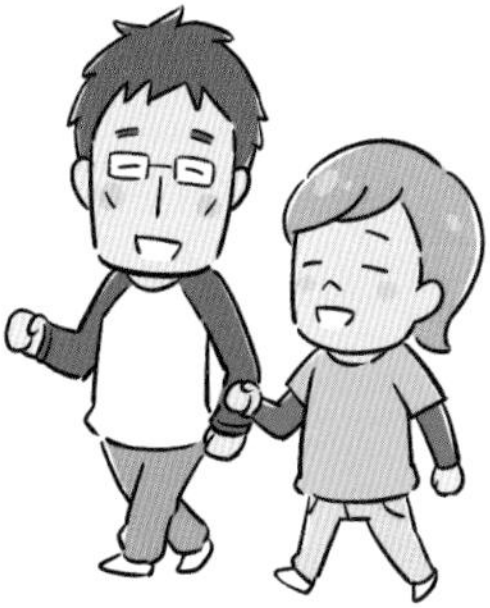

1日1時間歩く

毎日1時間の歩行と週末の運動をしている人はほとんど歩かない人に比べて、がんによる死亡率が半分になったという結果も。

腹式呼吸トレーニング

肺の底にある横隔膜に重点を置いた呼吸法で、深く吸って吐くのが特徴。血流をよくし、緊張の緩和の効果も。

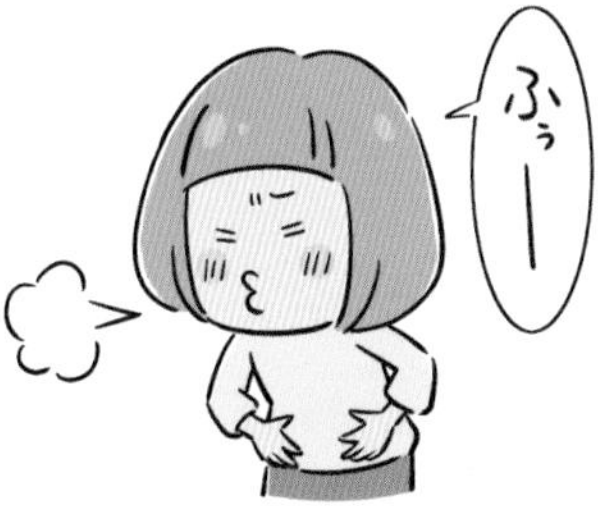

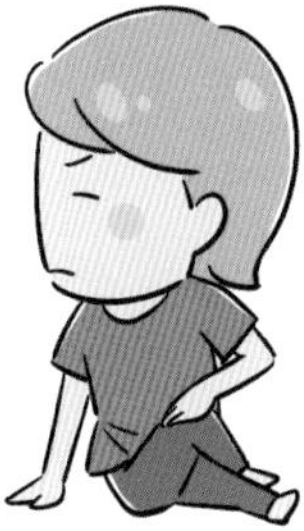

ゆるーい運動、ストレッチ

運動が苦手な方におすすめなのが、軽いストレッチ。こりをほぐすと血流がよくなり、体温も上がって免疫力も向上します。

免疫力を上げる「水の飲み方」

うがいでは感染症が予防できない

　ウイルスが浮遊している場所で呼吸をしていれば、ウイルスはすぐに侵入し、のどや鼻の粘膜に付着します。細胞に入り込まれるまでには時間がかかりますが、付着して数時間経ったウイルスをうがいだけで取り除くのは難しい場合もあります。その解決法として、定期的に水を飲めば、ウイルスは一緒に流れ、胃酸が退治します。

1日1・5~2リットル飲む

　水を飲んでのどを潤すのは、のどや鼻の粘膜を整える上でも重要です。水をきちんと飲むと、血流がサラサラになり、免疫力も高められます。また、水を飲むことで心が落ち着き、リラックスできます。

　気温や汗の量にもよりますが、1日に1・5~2リットルを目安に飲むと、感染症予防と免疫力アップに効果があるでしょう。

水飲み健康法

　水飲み健康法は、1日の理想摂取量を1回150ミリリットルずつ「のどが渇いたな」と感じる前に、こまめに飲むだけの健康法です。

　ミネラルを含む水は生体機能を整え、動脈硬化を防ぎ、体質を改善します。

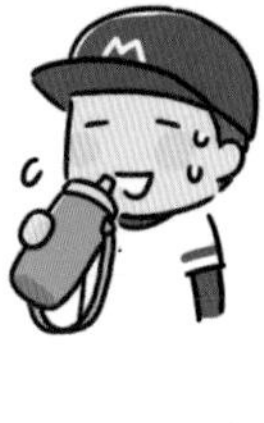

免疫力を上げる水

毎日のように飲む水も、その性質により効果が大きく異なります。免疫力を上げる水の特徴を知り、取り入れてみてはいかがでしょうか。

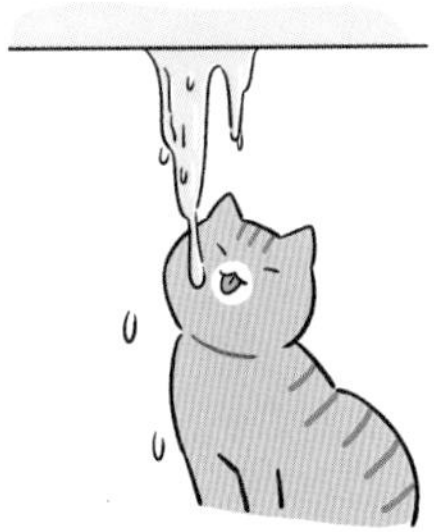

「天然水」であること

加熱殺菌していない天然水は、地層のミネラルを吸収しており、生理活性作用があります。ラベルで「非加熱」の表記の確認を。

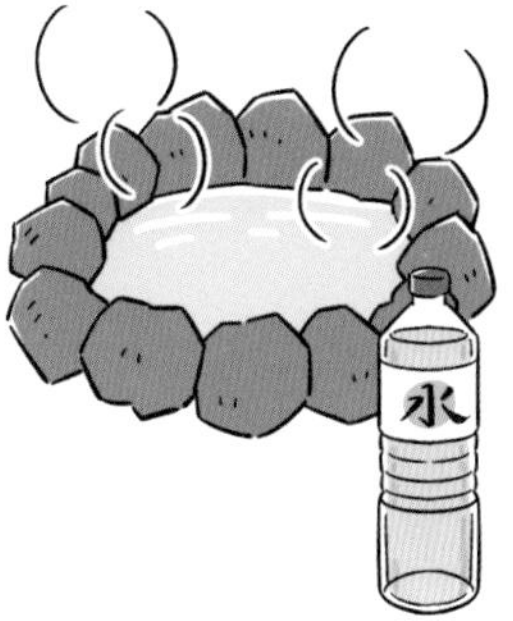

ミネラルをほどよく含むこと

超硬水に含まれるサルフェートというミネラルは、有害化合物や老廃物を体外に排出し、新陳代謝を高めます。便秘解消、利尿作用、デトックス効果もあります。「鉱泉水」「鉱水」「温泉水」にミネラルが豊富。

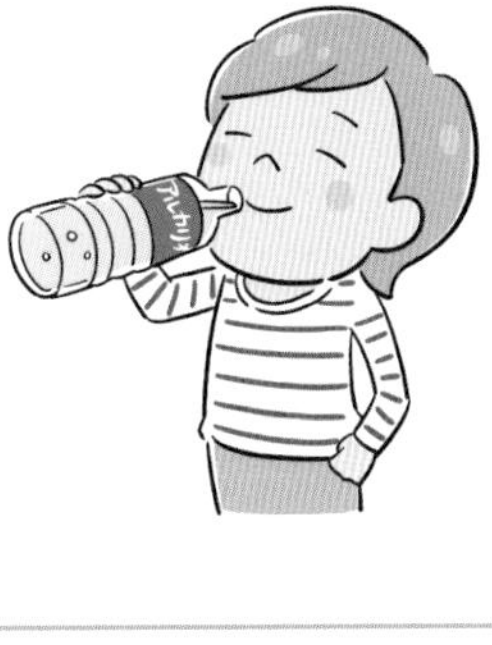

アルカリ性の水であること

免疫細胞は血液がアルカリ性の時に活発に働くことができます。反対に体調を崩すと血液が酸性に近づきます。体液に近いpHの水を飲むことで、体内環境が整います。

体内時計のズレをリセット

1日は24時間ですが、人の体内時計の周期は、実際には24時間10分程度で、個人差もあるといわれています。このズレをリセットすることも免疫力を高めるのに必要です。体内時計は、「メラトニン」という自然な眠りへ導くための睡眠ホルモンの分泌が関係します。太陽の光を浴びる、朝食を摂るなどして、体内時計のズレを整えましょう。

便には健康の状態が現れる

便の質は、腸内フローラの状況を表します。腸内フローラがより良い状態に整っている時、体の免疫力は高まっています。つまり、自分の健康の状態は毎日の便を見ればわかります。

理想の大便は「バナナ2本分、便切れが爽やかで練り歯磨きやみその硬さ、黄褐色で臭いはかすか、ゆっくり水に沈む」というものです。

お通じ改善6つの方法

①**水分を多く摂取する**
便秘の人は水分不足。

②**発酵食品を摂取する**
腸内環境が改善します。

③**腹筋を鍛える**
排便力がアップします。

④**食物繊維を摂取する**
お通じの量が増えます。

⑤**ストレスをためない**
下痢・便秘の原因に。

⑥**睡眠をしっかり取る**
休息をきちんと取ると、腸内環境改善に効果的です。

免疫力を上げる朝の習慣

朝は、心身の活動を活発にする交感神経が優位であることが理想的です。規則正しい生活を送るためにも、次のことを実践しましょう。

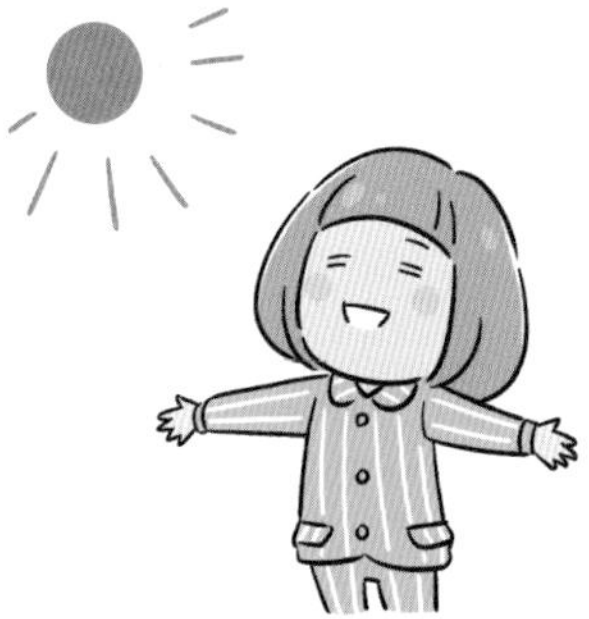

太陽の光を浴びる

自然な眠りへ導くための睡眠ホルモン「メラトニン」は朝日を浴びると止まり、約15時間後に再び分泌量が増えはじめます。

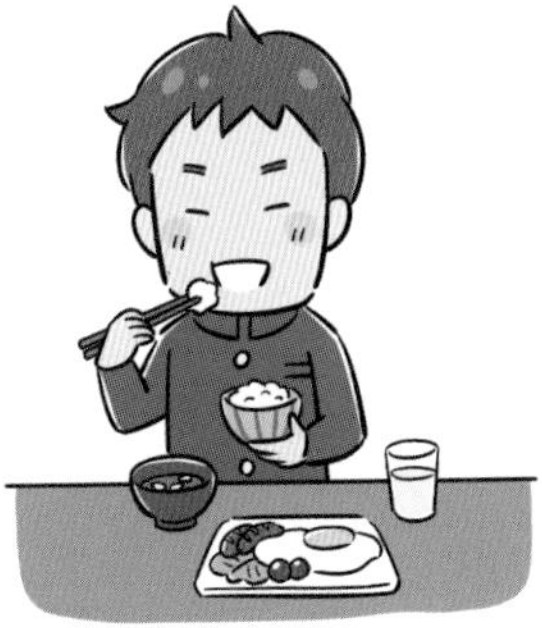

朝食は同じ時間に摂る

空腹で脳は覚醒し、反対に満腹になると眠くなるというように、食事のリズムと睡眠のリズムは連動しています。

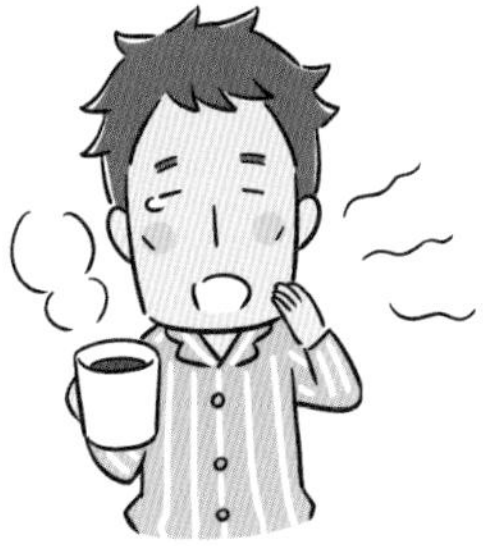

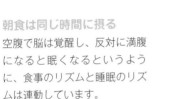

コーヒーを1杯飲む

朝食に抗酸化作用の強いコーヒーや緑茶を同じ時間に飲むだけでも、体内時計を調整し免疫力を高める効果はあります。

免疫力を上げる「夜の習慣」

日常生活の中で体温を体の芯から上げる

免疫の働きを高めるためには、体温を高く保つことが大事です。「体温を1度上げると、免疫機能が30％上昇する」と提唱する医師もいます。

筋肉の元となるたんぱく質を摂取する、冷たい食べもの・飲みものは控える、冷房で長時間体を冷やさない、湯船につかって体を芯から温めるといったことを心がけましょう。

睡眠不足が免疫を下げる

睡眠は生命活動や免疫と密接に関わっています。特に、睡眠の質は免疫力を左右する胃腸の状態に深刻な影響を与えます。睡眠不足がストレスとなって交感神経が優位に活性化し、胃腸に機能障害が生じます。ストレスで副腎皮質ホルモンが大量に分泌され、免疫機能の重要な要であるT細胞の働きを抑えてしまうのです。

腸内細菌と体内時計

腸内細菌は1日の中で数や活動に変動が起きており、それが体内時計にも大きな影響を与えています。腸内細菌は、睡眠時に腸の中で活発に働いて腸に刺激を与え、腸のぜん動運動を活性化します。

夜に働き、昼に休むという特性をもつ腸が正常に活動し、体内時計が正しく働くには、睡眠が欠かせないのです。

免疫力を上げる夜の習慣

夜は、心身をリラックスさせる副交感神経が優位であることが理想的です。心身を落ち着かせるため、次のことを実践しましょう。

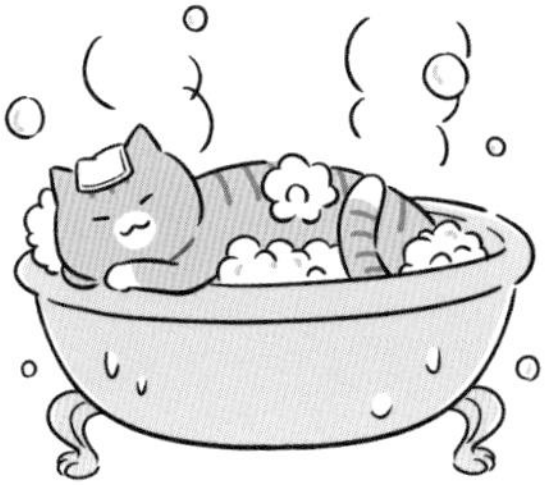

1日1回の入浴

自分がちょうどよいと感じられる温度で、15～20分はお湯につかり、体の隅々まで温めましょう。

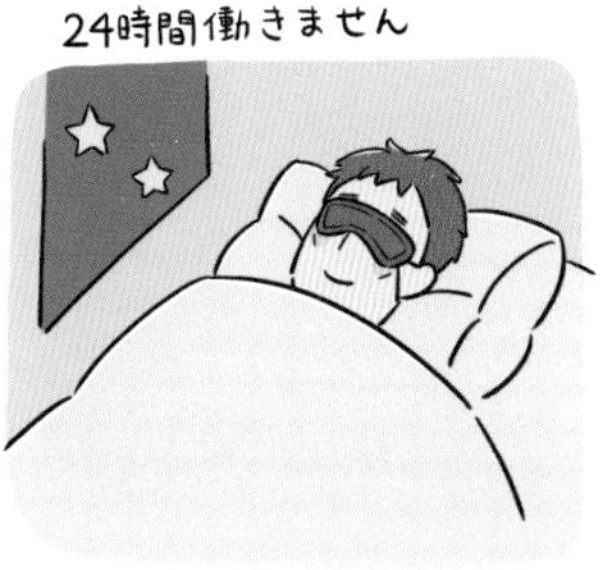

睡眠時間を削って頑張らない

成長ホルモンは睡眠中に分泌され、皮膚細胞が新しく入れかわります。免疫機能の回復も眠っている間に行われているのです。

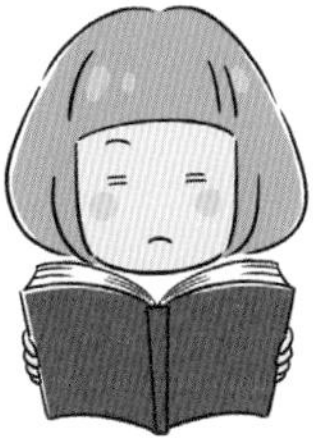

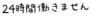

本などを読んでから寝るようにすると、
よい睡眠を得られるようになります

夜にパソコン・スマートフォンを見ない

パソコン・スマートフォンのブルーライトの刺激は脳を覚醒させてしまいます。少なくとも就寝1時間前には画面から目をはなして。

免疫力を上げる「食事の習慣」

大好きな人と楽しく食事をすること

「『おいしい』と感じながら食べること」「大好きな人と食べること」「ニコニコ笑って食べること」の3つを守っていると、免疫力が上がり、ダイエットにも効果があることがわかっています。1人で食事することが多い人も、好みの音楽をかけ、お気に入りの食器を使って、食事を大いに楽しみましょう。

よく噛んで食べる

よく噛むと、口やあごからの刺激が大脳に伝わり、記憶力を司る海馬や情動を支配する扁桃体という大脳の一部を刺激します。その結果、脳が活性化され、免疫力の向上や記憶の維持をもたらします。理想的な噛む速度は、ひと口30回、1秒1回です。間食やおつまみに噛みごたえのあるものを選ぶとよいでしょう。

腹八分目を守ること

食べ過ぎは免疫力の低下から、肥満、アトピー性皮膚炎やぜんそくなどのアレルギーの発症、老化の加速などを生じさせることもあります。腹八分目で食事を終え、次の食事までにお腹が鳴るくらいがベストです。

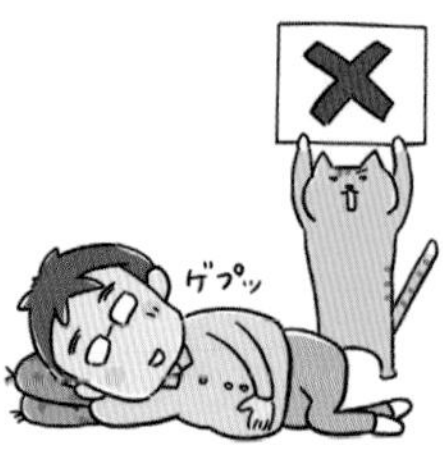

免疫力を上げる食事の習慣

食事は日常生活で不可欠なものです。食事内容や食事環境が心身に及ぼす影響は大きいです。免疫力を上げる楽しい食事をしましょう。

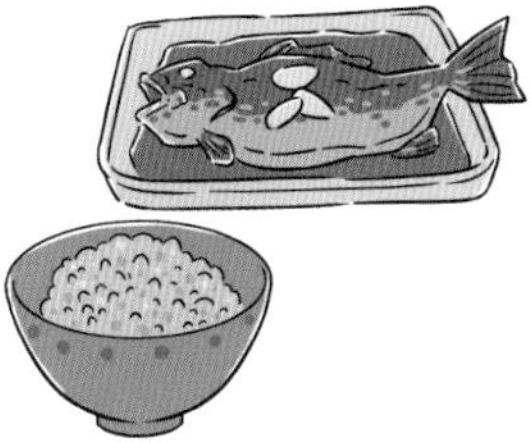

玄米食、魚中心の食事に変える

主食には、食物繊維が豊富な玄米や五穀米などの全粒穀物を摂るとよいでしょう。またたんぱく質の摂取には魚がおすすめ。

食べる順番と環境に気をつける

食事は、野菜（食物繊維）から食べることを心がけましょう。ながら食べせず、ゆっくり談笑しながら食事すると吉。

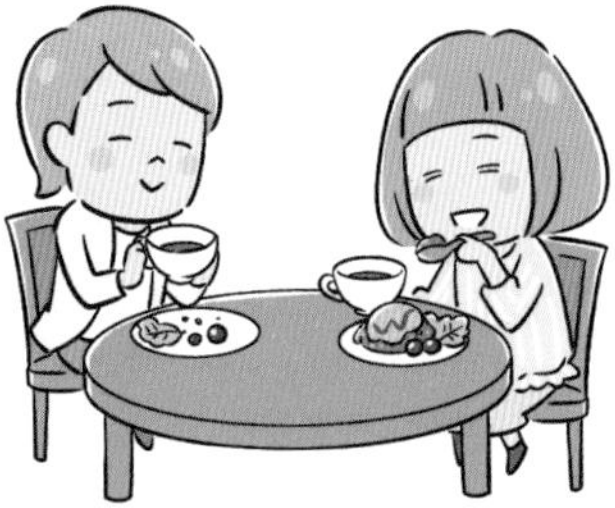

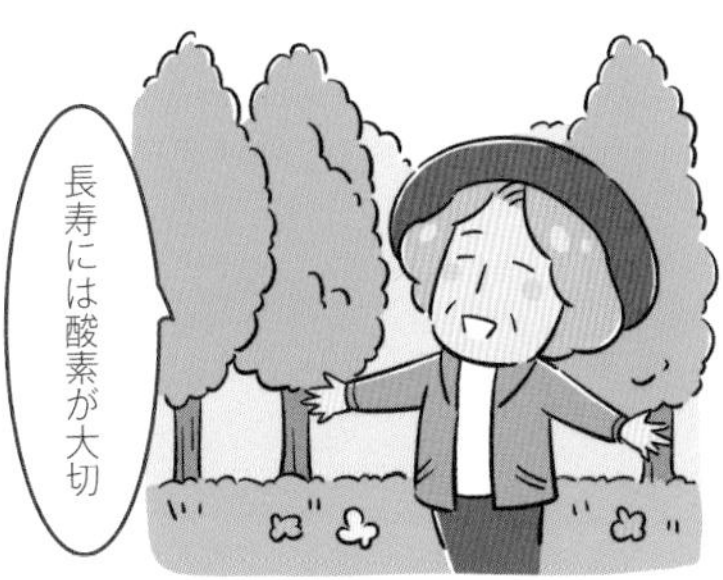

低糖質・高酸素・高体温の体内環境

活発に体を動かすために働くミトコンドリアは、酸素を必要とします。深呼吸や低糖質の食事、高体温を心がけることで免疫力はアップします。

日常生活で取り入れたい おすすめの飲みもの

水分補給や嗜好飲料も、健康によいものを選んで取り入れるとよいでしょう。

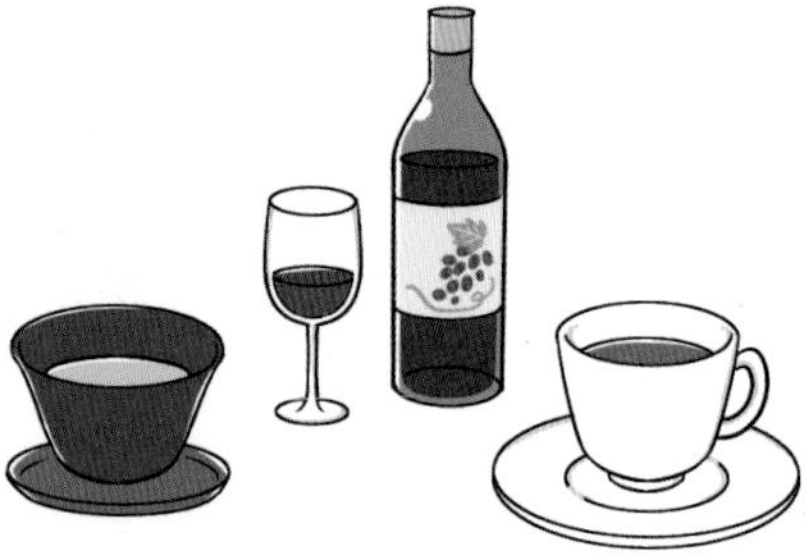

緑茶

緑茶が持つ「カテキン」というフィトケミカルは、非常に強い抗酸化作用があり、細胞ががん細胞へ変化するのを抑える効果があります。「プロビタミンA」を多く含むカボチャやニンジンと一緒に摂取すると、緑茶カテキンが吸収されやすくなります。

赤ワイン

DNAの中にある「長寿遺伝子」を起こすことのできる物質を持つのが、ぶどうや赤ワインに含まれる抗酸化物質「レスベラトロール」。ただし、赤ワインの適量は1日1杯程度。それ以上は免疫細胞の活性が低下してしまうので注意。

コーヒー

コーヒーの独特の色・苦味・香りの元となっているのは「クロロゲン酸」というポリフェノールの1つ。コーヒー1杯には約280mgのポリフェノールが含まれ、がんや糖尿病、動脈硬化などの予防に効果的。

第4章

子どもの免疫力を上げる食事

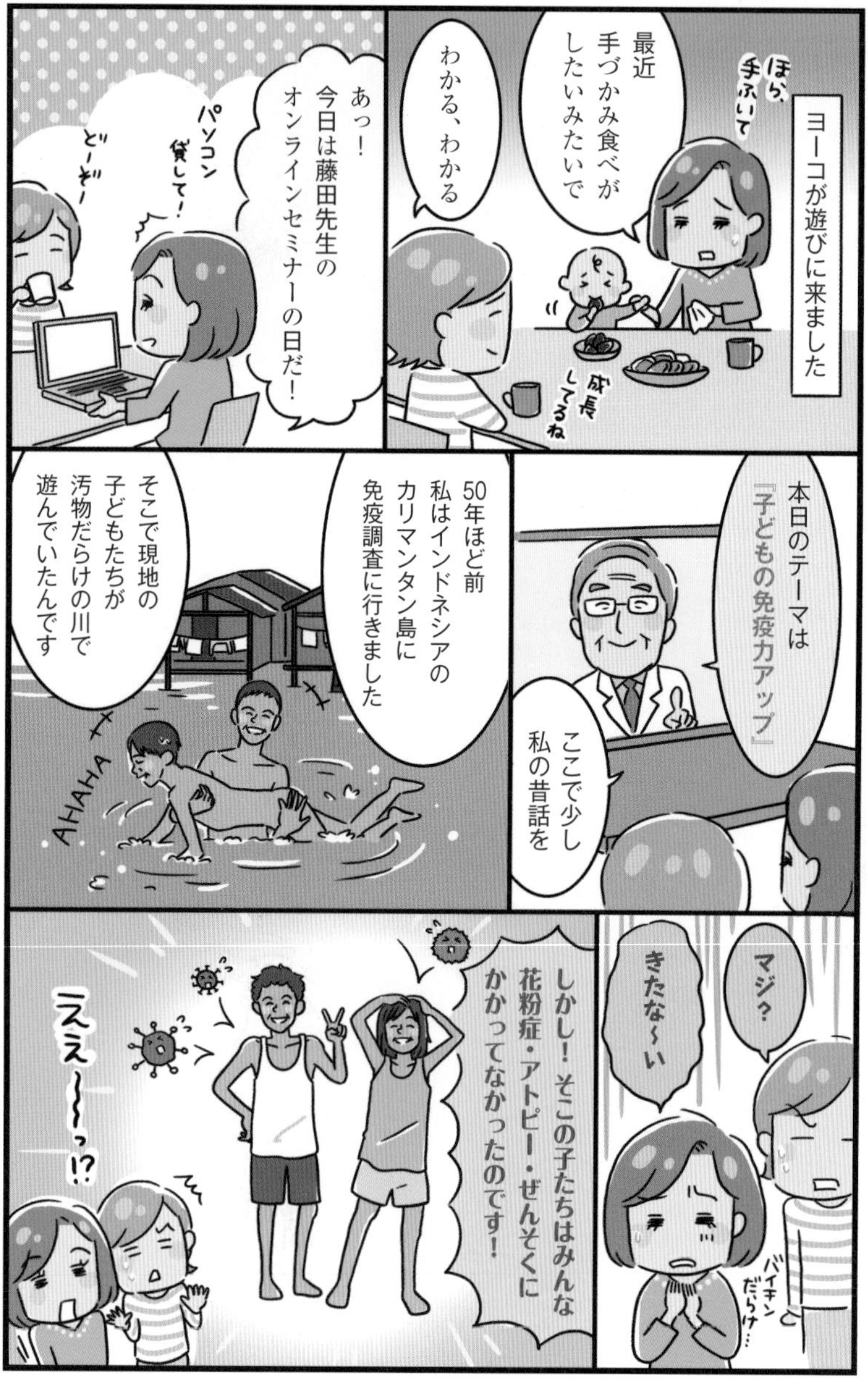
ヨーコが遊びに来ました
ほら、手ふいて
最近手づかみ食べがしたいみたいで
わかる、わかる
成長してるね
あっ！今日は藤田先生のオンラインセミナーの日だ！
パソコン貸して！
どーぞー
本日のテーマは『子どもの免疫力アップ』
ここで少し私の昔話を
50年ほど前私はインドネシアのカリマンタン島に免疫調査に行きました
そこで現地の子どもたちが汚物だらけの川で遊んでいたんです
AHAHA
マジ？
きたな～い
バイキンだらけ…
しかし！そこの子たちはみんな花粉症・アトピー・ぜんそくにかかってなかったのです！
えぇ～～っ!?

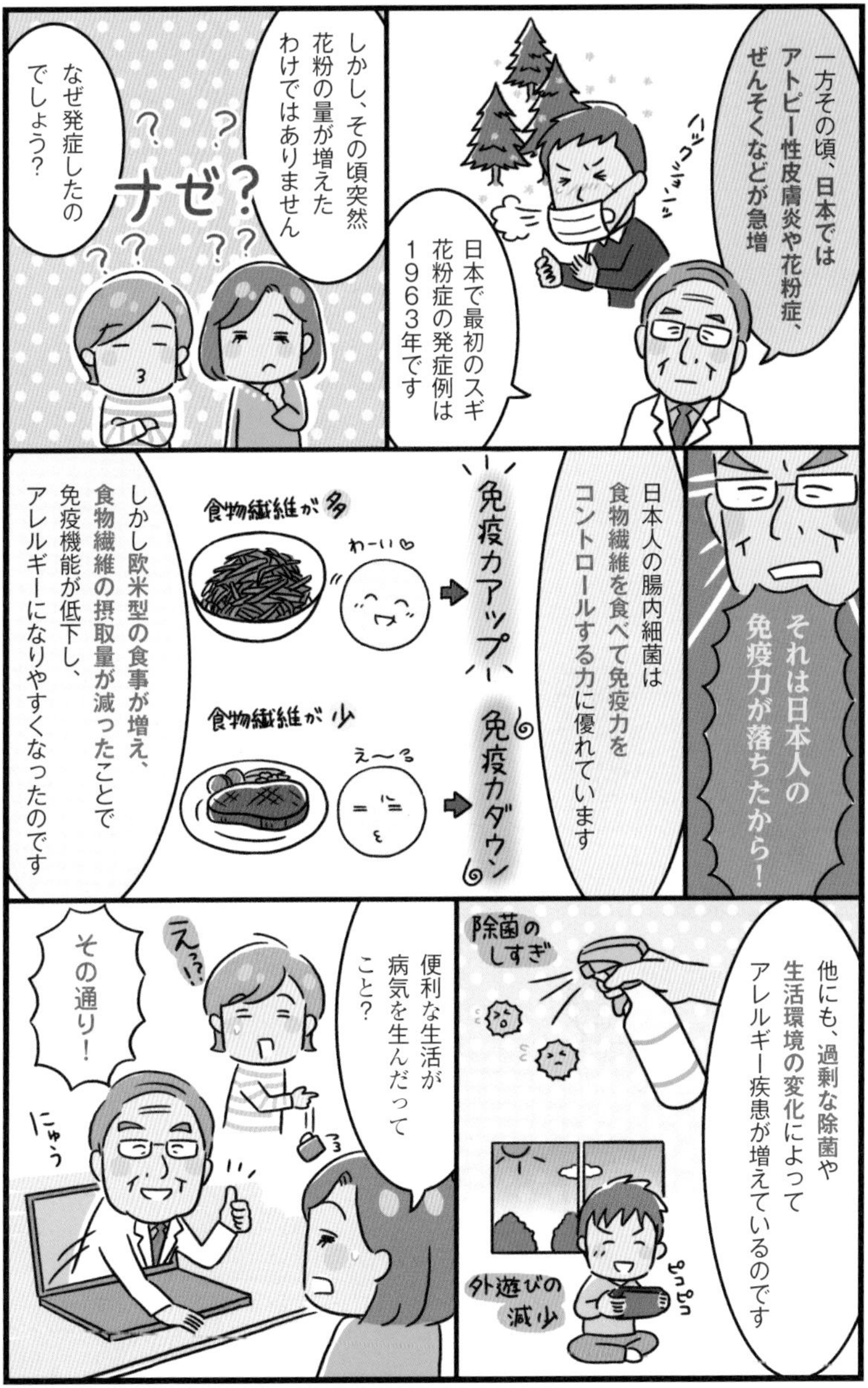
一方その頃、日本ではアトピー性皮膚炎や花粉症、ぜんそくなどが急増
日本で最初のスギ花粉症の発症例は1963年です
しかし、その頃突然花粉の量が増えたわけではありません
なぜ発症したのでしょう?
ナゼ?
それは日本人の免疫力が落ちたから!
日本人の腸内細菌は食物繊維を食べて免疫力をコントロールする力に優れています
食物繊維が多
わーい♡
免疫力アップ
食物繊維が少
え〜る
免疫力ダウン
しかし欧米型の食事が増え、食物繊維の摂取量が減ったことで免疫機能が低下し、アレルギーになりやすくなったのです
他にも、過剰な除菌や生活環境の変化によってアレルギー疾患が増えているのです
除菌のしすぎ
外遊びの減少
ピコピコ
便利な生活が病気を生んだってこと?
えっ!?
その通り!
にゅう

4章　子ども

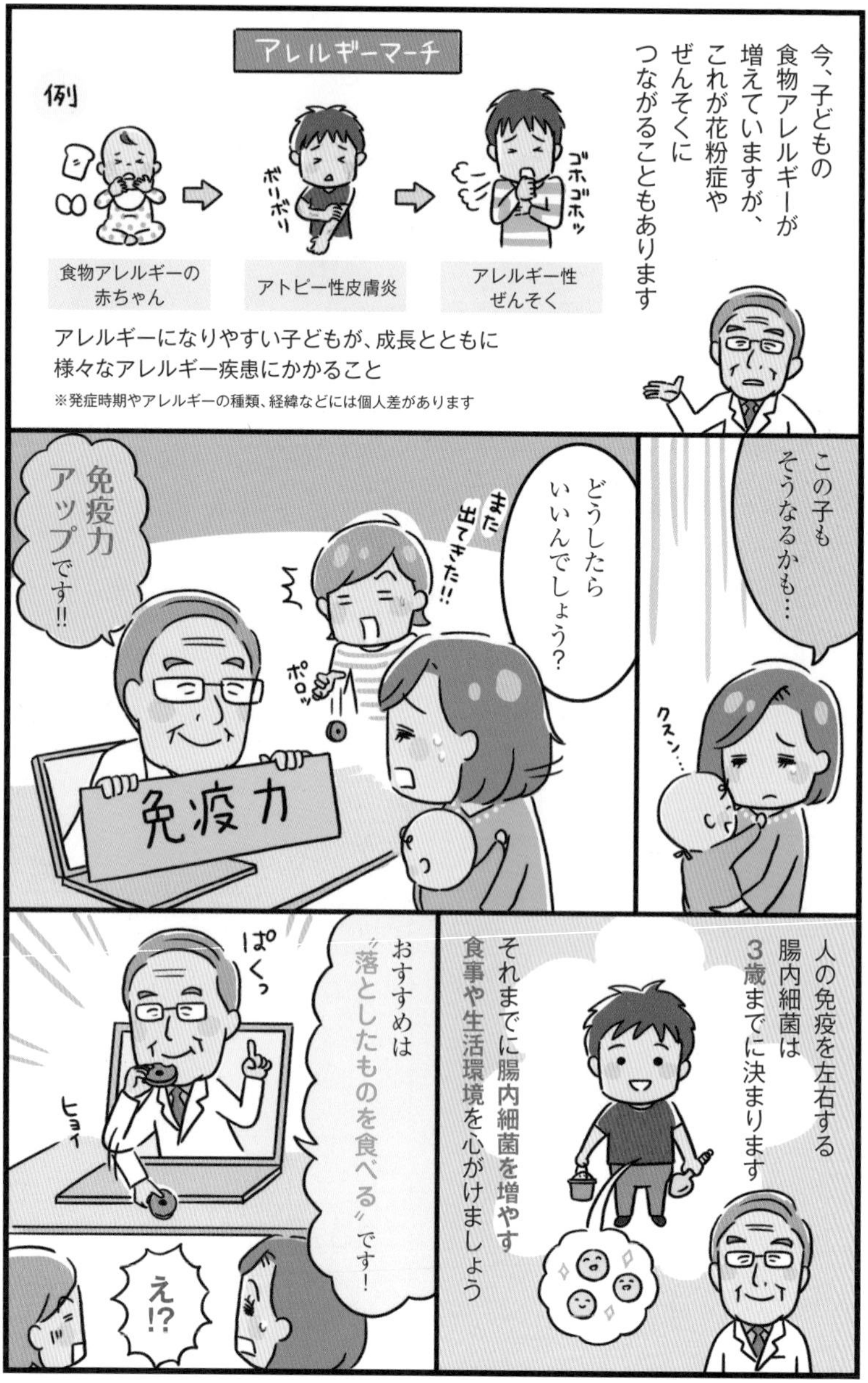
今、子どもの食物アレルギーが増えていますが、これが花粉症やぜんそくにつながることもあります
アレルギーマーチ
例
ボリボリ
ゴホゴホッ
食物アレルギーの赤ちゃん
アトピー性皮膚炎
アレルギー性ぜんそく
アレルギーになりやすい子どもが、成長とともに様々なアレルギー疾患にかかること
※発症時期やアレルギーの種類、経緯などには個人差があります
この子もそうなるかも…
クスン…
どうしたらいいんでしょう?
また出てきた!!
ポロッ
免疫力アップです!!
免疫力
人の免疫を左右する腸内細菌は3歳までに決まります
それまでに腸内細菌を増やす食事や生活環境を心がけましょう
おすすめは〝落としたものを食べる〟です!
ぱくっ
ヒョイ
え!?

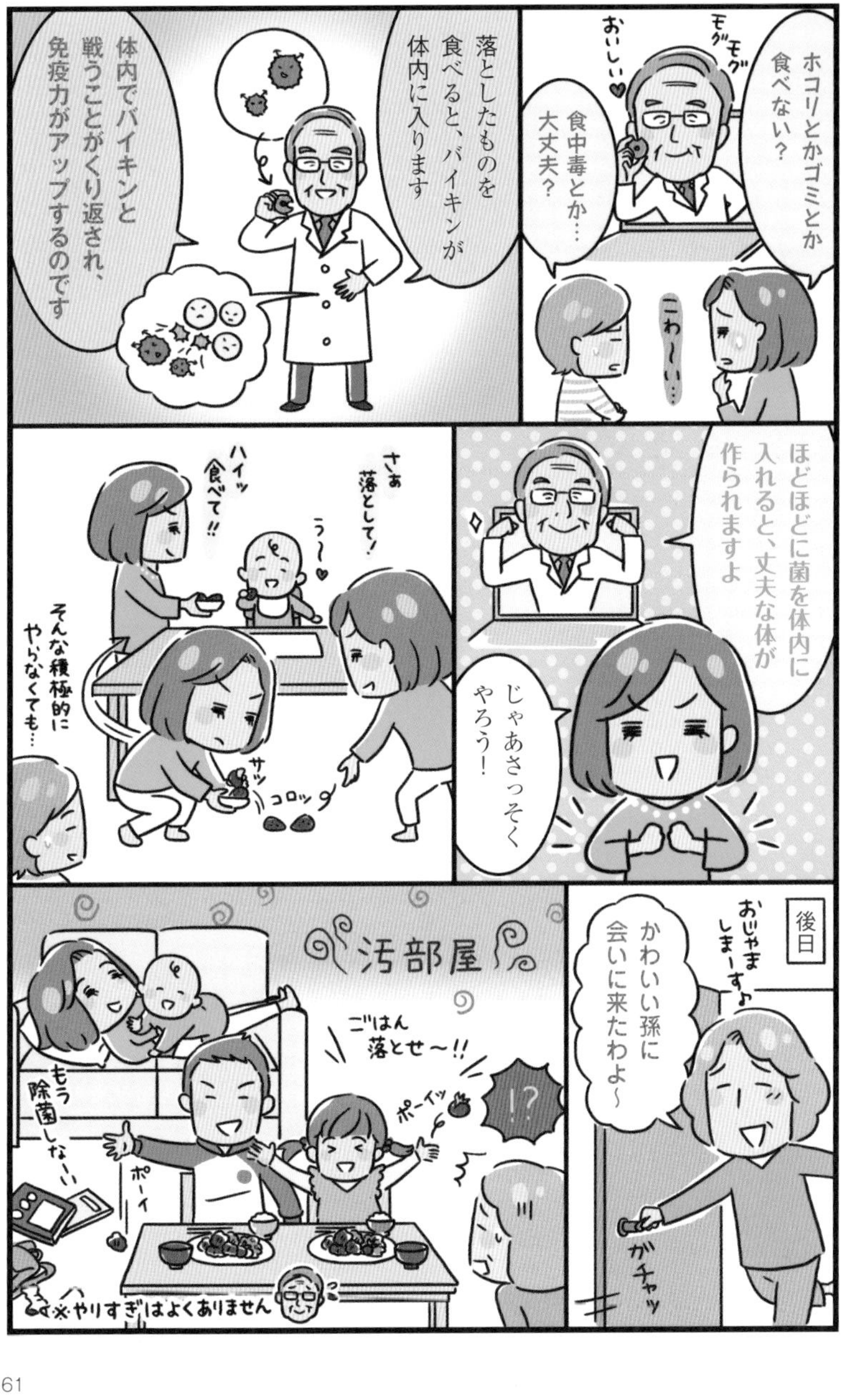
ホコリとかゴミとか食べない？
モグモグ
おいしい♥
食中毒とか…大丈夫？
こわ〜い…
落としたものを食べると、バイキンが体内に入ります
体内でバイキンと戦うことがくり返され、免疫力がアップするのです
ほどほどに菌を体内に入れると、丈夫な体が作られますよ
じゃあさっそくやろう！
さぁ落として！
う〜♥
ハイッ食べて!!
サッ
コロッ
そんな積極的にやらなくても…
後日
おじゃましまーす♪
かわいい孫に会いに来たわよ〜
ガチャッ
汚部屋
ごはん落とせ〜!!
ポーイッ
!?
もう除菌しない〜い
ポーイ
※やりすぎはよくありません

4章 子ども

子どもの免疫力を高める食事

免疫力を高めて元気な子どもに

「よくかぜをひく」「アレルギーがある」「すぐに疲れる」…子どもにそんな悩みはありませんか。大人と同様、子どもも免疫力が下がると様々な不調があらわれ、日常生活に支障をきたすことも。日々の食事を工夫することで免疫力を高めれば、病気にかかりにくく健康的な生活を送ることができます。

食卓の雰囲気も重要

どんな雰囲気で食事を摂るのかは、免疫力に大きく関わっています。免疫システムはリラックスしている時や楽しんでいる時に活性化するため、家族で楽しい雰囲気づくりをすることが大切です。「おいしい！」と感じながら味わうことで胃酸の分泌が増え、消化もよくなります。食事中に子どもを叱ったり、愚痴を言うのはやめましょう。

食べ過ぎはＮＧ

大人だけでなく、子どもも肥満になると免疫力の低下を招きます（↓30ページ）。適正量の食事をすることは体の働きをよくしますが、食べ過ぎると体内で活性酸素が発生し、アトピー性皮膚炎やアレルギーなどの原因となることも。献立は和食中心にし、「腹八分目」になるよう意識して盛り付けましょう。よく噛んで食べることも肥満予防になります。

子どものための食事の基本

子どもは自分で食事を選ぶことができません。親が子どもの食生活を整えることで健康を守りましょう。

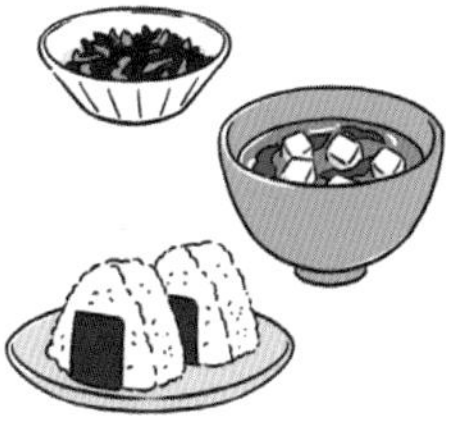

ミネラルとビタミンが豊富な海藻類もしっかり摂りましょう

一汁三菜が基本

肉中心の食事は肥満や病気の予備軍となることも。主食（ごはん）をしっかり食べ、おかずは魚や煮物を基本にしましょう。

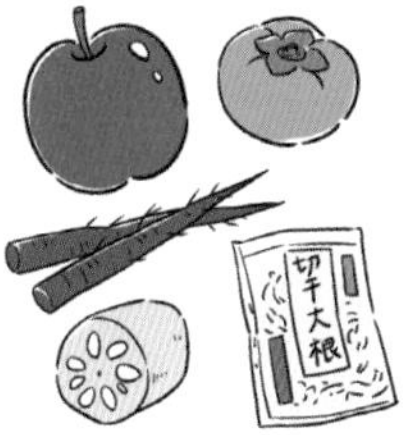

硬い食材も使う

よく噛むと免疫力が高まるため(→P18)、硬めの食材も取り入れて。テレビを消し、食事に集中すると噛む回数アップに。

2～3歳ならりんごや柿、4歳以上ならゴボウ、レンコン、切り干し大根などがおすすめ。

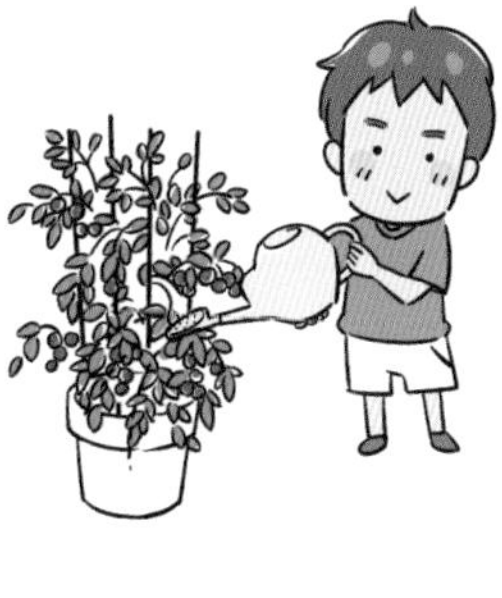

野菜を育てるのもおすすめ。自然体験が免疫力を高めます

旬の野菜を取り入れる

旬の野菜は栄養価が高く、免疫力アップに。夏はミネラル補給、冬は体を温めるなど、季節に合った役割も持っています。

免疫力アップ

毎日の食卓に野菜を取り入れて

免疫力を高めるためには、ビタミンやミネラル豊富な野菜をたっぷり食べることが大切です。子どもが野菜を食べない場合は、細かく切ったり、すりおろすなどの工夫をしましょう。お手伝いを通して野菜に興味を持たせるのも◎。叱ったり、無理に食べさせるのはやめましょう。

キャベツ

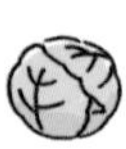

ビタミンCが白血球の働きを強化し、免疫力を高めます。芯にも栄養が多く含まれるので細かく刻むなどして活用を。

旬 3～5月、11～2月

ニンジン

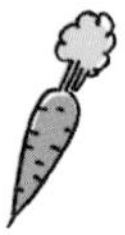

強力な抗酸化作用のあるβ-カロテンがたっぷり含まれ、免疫力アップに。皮も栄養豊富なので、捨てずに使いましょう。

旬 11～2月

ひじき

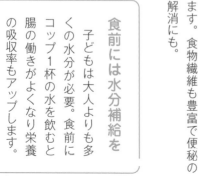

海藻類に含まれるぬめり成分は免疫細胞を活性化させ、アレルギー症状の緩和効果も期待できます。食物繊維も豊富で便秘の解消にも。

食前には水分補給を

子どもは大人よりも多くの水分が必要。食前にコップ1杯の水を飲むと腸の働きがよくなり栄養の吸収率もアップします。

栄養たっぷりの卵とキャベツを組み合わせて元気もりもり！

キャベツのスペイン風オムレツ

（蒸し焼きの時間を除く）10分

材　料 （4人分）	卵…4個 キャベツ…1/4個	ピザ用チーズ…30g オリーブオイル…大さじ2	塩…小さじ1/2 こしょう…少々

作り方

1 キャベツは千切りにします。卵はボウルに割りほぐし、塩、こしょう、ピザ用チーズを加えてよく混ぜます。

2 小さめのフライパンにオリーブオイルを熱し、1を流し入れます。

3 菜箸で大きくかき混ぜながら火を通し、周りが固まってきたらフタをして弱火で6～7分蒸し焼きにします。

4 火を止め、フライパンに大きめの皿をかぶせてフライパンごとひっくり返したら、フライパンに戻し入れ、フタをして弱火で5分焼きます。

フタをしてじっくり
火を通してね

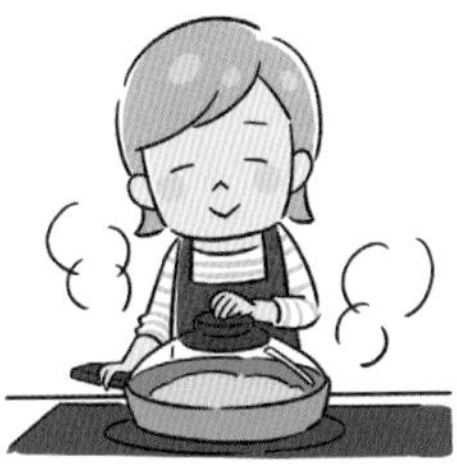

ニンジンを皮ごと使うのがポイント！

ニンジンのきんぴら

10分

材　料 （2人分）	ニンジン…1本 ごま油…大さじ1 いりごま…適量	A　酒…大さじ1/2 みりん…大さじ1/2 しょうゆ…大さじ1

作り方

1 ニンジンはよく洗い、皮ごと千切りにします。 Aの調味料は合わせておきます。

2 フライパンに油を熱し、1を炒めます。

3 2～3分炒めて油が十分に回ったら、Aを加えて水気を飛ばしながら炒め、仕上げにいりごまをふります。

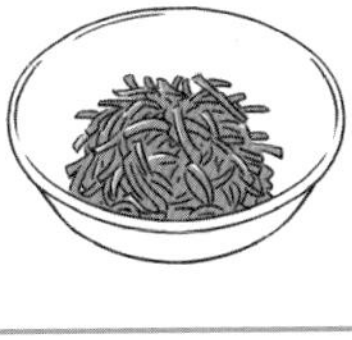

お弁当にいれると
彩りアップ！

アトピー予防

食生活を整え 体の内側から改善を

年々患者数が増えているアトピー性皮膚炎。処方されるステロイドは、免疫反応を落として炎症を抑制しますが、一時的に症状がよくなってもなかなか完治に至らないことも多いもの。表面だけの対策ではなく、食生活を整えて体の中から免疫力を高めることが大切です。

レンコン

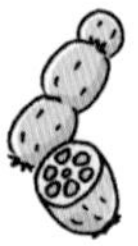

かゆみを引き起こす物質であるヒスタミンを抑制する作用があり、アトピーによるかゆみの軽減に。花粉症対策にも◎。

旬 11～3月

雑穀

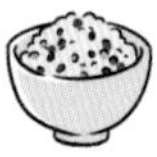

栄養豊富な雑穀を米1合に対して大さじ1～2杯を混ぜて炊くと免疫力アップに。特に「高きび」には皮膚症状の改善効果があり、アトピー対策に。

納豆

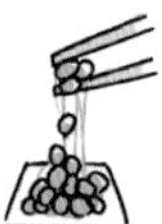

腸内環境を整える納豆は、免疫力を高め、体質改善にも◎。妊娠中のママが毎日納豆を食べると、赤ちゃんのアトピーが少ないというデータもあります。

ポジティブな声かけを

前向きな気持ちは免疫力を高めます。「かいちゃダメ」と注意するより、「よくなってきたね」などの声かけを心がけて。

甘辛だれで野菜が苦手な子どもも食べやすい

レンコンもち

15分

材料（2人分）

レンコン…300g
片栗粉…大さじ3
ごま油…大さじ1

A
しょうゆ…大さじ1
みりん…大さじ1
砂糖…大さじ1/2

作り方

1 レンコンは皮をむいてすりおろし、軽く水気を絞ります。Aは合わせておきます。

2 ボウルに**1**と片栗粉を入れて混ぜたら、6等分にして丸く成形します。

3 フライパンにごま油を熱し、**2**を並べて焼きます。両面がこんがり焼けたらフタをして1分蒸し焼きにします。

4 **3**にAを入れて全体にたれがからんだらできあがりです。

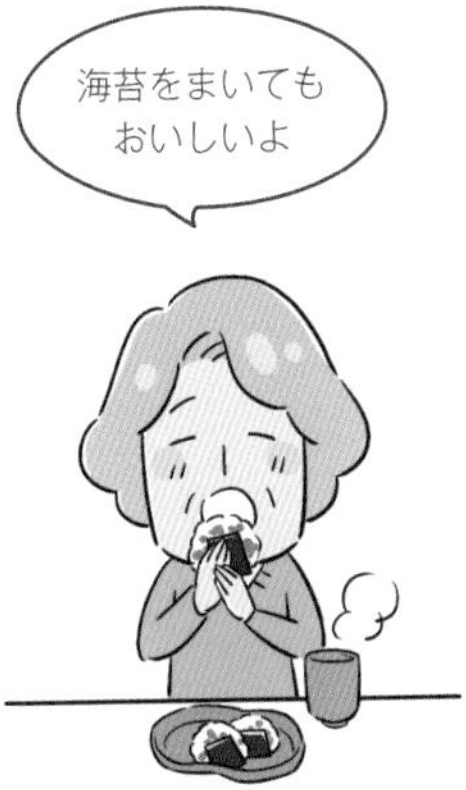

納豆にしらすを加えてカルシウムたっぷり！

しらす納豆和え

3分

材料（1人分）

納豆…1パック
しらす干し…15g
しょうゆ…適量

作り方

1 ボウルに納豆を入れ、しょうゆを加えてよく混ぜます。

2 **1**にしらす干しを加えて和えます。

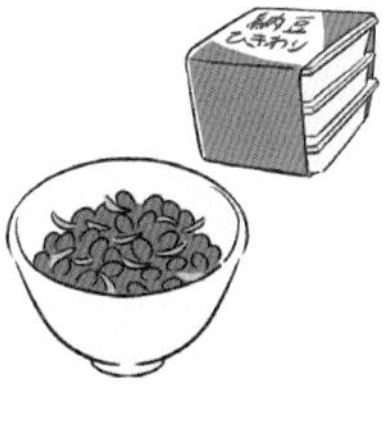

ひきわり納豆は小さな子でも食べやすい

アレルギー予防

免疫の過剰反応が様々な症状を招く

　免疫は細菌やウイルスなどの病原体から私たちの体を守ってくれるものです。しかし、食べものやホコリなど本来無害なものにまで免疫が過剰に反応するのがアレルギー。アレルギーが起こる原因となる物質（アレルゲン）や症状の現れる場所は様々ですが、体内でアレルギーが起こる仕組みはすべて同じなのです。

アレルギー急増の背景

　現在何らかのアレルギーを持つ人は日本に４６００万人いるといわれています。この増加の背景には、食生活や住環境の変化などに加え、過剰な清潔志向があると考えられています。多くの人が農作物を育てていた時代と比べ、ウイルスや微生物と触れ合わなくなった現代の暮らしに体がついていけなくなっているのです。

母乳でアレルギー抑制

　子どものアレルギーが増えた原因の一つに、母乳を早めに止めて離乳食をはじめてしまうことが挙げられます。母乳には赤ちゃんの免疫機能を高めるための様々な物質が入っているため、生後10ヵ月くらいまでは母乳中心でＯＫ。遺伝的なアレルギー体質を持った子どもも、母乳を十分に与えればアレルギーの発症を抑えられる可能性が高まります。

アレルギーを予防する生活

アレルギーを予防、抑制するためには身の回りの生活を見直すことが大切。清潔過ぎない自然な暮らしを心がけましょう。

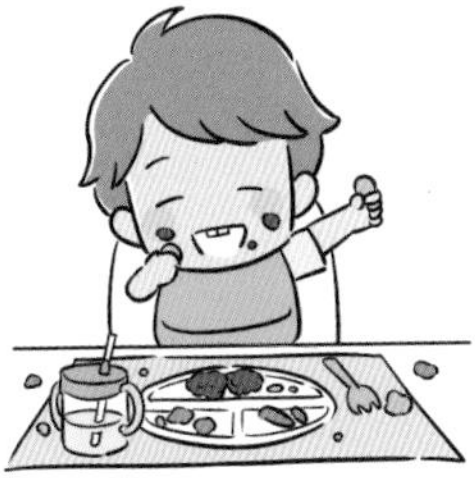

手づかみ食べも温かく見守って

清潔過ぎる環境はNG

神経質に掃除したり、何でも消毒すると子どもの免疫力を低下させます。あまり清潔にし過ぎない方がアレルギー抑制に。

「泥んこ遊び」をさせる

屋内で一人遊びをする子はアレルギーになりやすいというデータもあります。外遊びで土に触れる経験は免疫力を高めます。

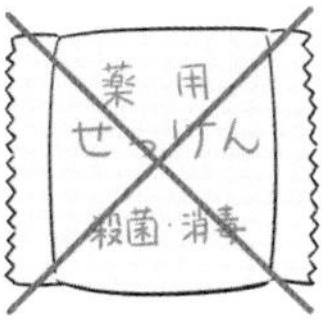

帰宅後の手洗いは普通の石鹸で十分。「薬用石鹸」は体を守る常在菌まで殺してしまいます。

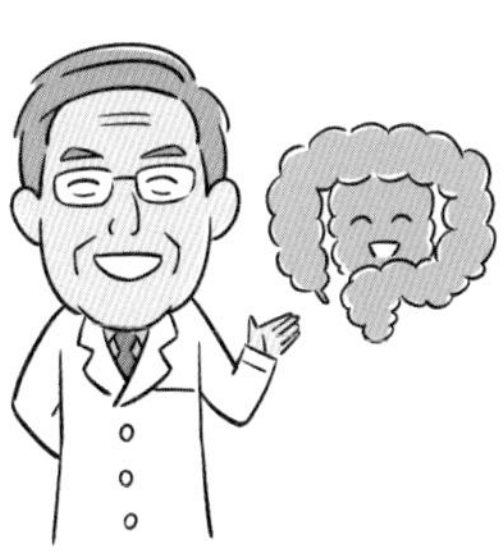

食品添加物、トランス脂肪酸（→29ページ）は避け、腸にやさしい食事を心がけて

化学物質を避ける

腸内細菌が分泌するたんぱく質にはアレルギーの抑制効果があります。腸内細菌にダメージを与えるものはなるべく避けて。

ぜんそく

ぜんそくもアレルギーの一種

呼吸器系のアレルギーであるぜんそくも、免疫力の低下が原因のひとつと考えられます。アトピー性皮膚炎と同様、薬に頼り過ぎず、体の内側からの改善を目指しましょう。ストレスの影響を受けやすいため、子どもがイライラをためていないかよく観察するのも重要です。

イワシ

青魚に含まれるＤＨＡやＥＰＡには免疫力を高め、アレルギー反応を抑える働きがあります。手軽に使える水煮缶などを活用しましょう。

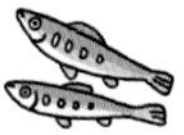

大根

大根は漢方では肺を潤す食材とされ、咳や痰《たん》の改善に。葉にはビタミンＡが含まれ皮膚や粘膜を丈夫にして免疫力を高めます。

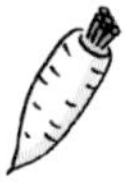

旬 11～3月、7～8月

かりん

かりんに含まれるアミグダリンという成分が、咳やぜんそくを和らげます。生食はできないのでハチミツ漬けなどに。

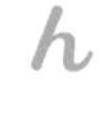

旬 10～11月

睡眠は免疫力を高める

睡眠中は成長ホルモンの分泌や免疫機能の回復が行われます。幼児期の理想の睡眠時間は10時間。21時までに就寝を。

根菜とイワシでボリュームたっぷり！

イワシの水煮入りみそ汁

15分

材　料（3人分）

- 大根…150g
- ニンジン…1/2本
- ゴボウ…30g
- イワシ水煮缶…1缶
- みそ…大さじ2と1/2
- 水…500㎖

作り方

1 大根とニンジンはいちょう切りにします。ゴボウはたわしなどでよく洗ってささがきにし、水に5分程さらして、水気を切ります。

2 鍋に水と**1**を入れて、煮立たせます。具材に火が通ったらイワシ水煮缶（汁ごと）を加え、みそを溶き入れます。ひと煮立ちさせたらできあがり。

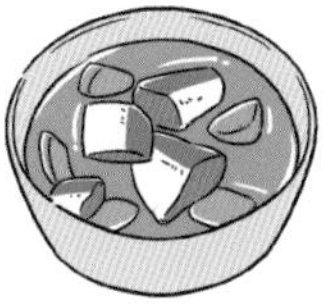

イワシ水煮缶の塩分によって、みその量は調整してね

かぜの時にもおすすめ。咳やぜんそくの緩和に

かりんのハチミツ漬け

10分（ねかせる時間を除く）

材　料　かりん…2～3個　ハチミツ…500～600g

作り方

1 保存用の瓶は熱湯消毒しておきます。かりんは水で洗って乾かし、皮と種がついたまま4つ割にして厚さ5mmのいちょう切りにします。

2 **1**を瓶に入れ、かりんがしっかり浸かるくらいまでハチミツを注ぎます。

3 フタをゆるめに閉めて冷暗所でねかせます。かりんが浮き上がってこないよう、1日に1度は瓶をゆすります。2～3ヵ月で飲み頃に。

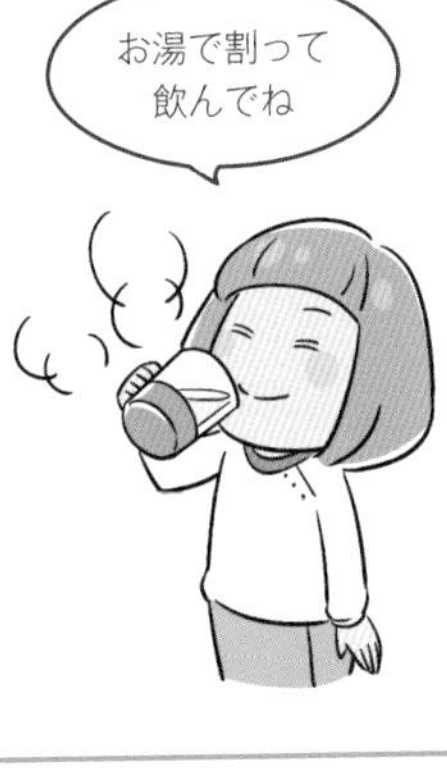

花粉症

腸内フローラを整え体質改善を

口や鼻、目に花粉が入った時に、体がそれを「異物」と判断して反応するのが花粉症。患者は年々増え続けており、低年齢化が進んでいるのも特徴です。改善のためには腸内フローラを整え、免疫力を高めることが大切。花粉の季節だけではなく、年間を通したケアを心がけましょう。

ヨーグルト

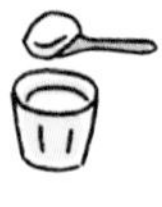

善玉菌を増やし、腸内細菌のバランスをよくして免疫力を高めます。砂糖の摂り過ぎを避けるため無糖タイプを選び、フルーツと組み合わせましょう。

みそ

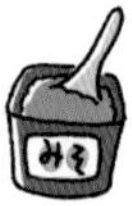

みそなど植物性発酵食品に含まれる乳酸菌は生きたまま腸に届き善玉菌を増やします。善玉菌のエサとなるオリゴ糖も豊富。毎日みそ汁を飲む習慣を。

バナナ

バナナを定期的に食べることで、スギ花粉症の症状の緩和に。腸内細菌のエサとなるオリゴ糖が豊富で腸内環境が改善されます。

春先以外も注意!

スギやヒノキ以外にもイネ（初夏）やブタクサ（秋）なども花粉症の原因に。秋はダニの死骸による鼻炎にも注意。

2種類の発酵食品を合わせて免疫力を強化！

ヨーグルトみそ漬け （ヨーグルトの水切り、漬ける時間は除く）

10分

材　料（2人分）
みそ…100g
プレーンヨーグルト…150g
キュウリ…1本
大根…5cm
ニンジン…1/2本

作り方
1 ボウルにザルを置いてキッチンペーパーを敷き、ヨーグルトを入れます。ラップをかけ、1～2時間冷蔵庫に置いて水切りします。キュウリは乱切り、大根は皮をむいて1cm幅の半月切りにします。ニンジンは1cm角の棒状に切ります。

2 水切りしたヨーグルトとみそをジッパー付き保存袋に入れて、手で揉んで混ぜます。

3 2に野菜を入れて冷蔵庫で1晩漬けます。食べる時はみそヨーグルトを洗い流し、水気を拭きます。

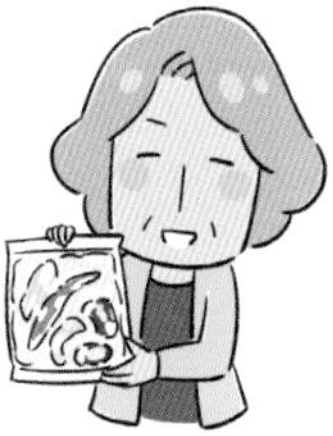
いろいろな野菜で
試してみてね

発酵食品の甘酒とバナナを合わせて体質改善を目指す！

バナナと甘酒のアイスキャンデー （凍らせる時間は除く）

5分

材　料
甘酒（原材料が米と米こうじのもの、ストレートタイプ）…200㎖
バナナ…2本
レモン汁…小さじ1

作り方
1 ボウルにバナナを入れて粗めにつぶし、レモン汁を加えて混ぜます。

2 1に甘酒を加えてよく混ぜたら、アイスキャンデーの型に流し入れ、冷凍庫で冷やし固めます。

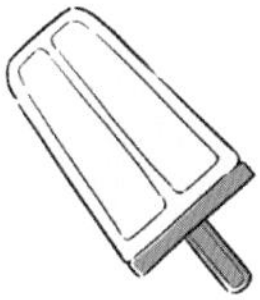
乳製品も砂糖も
使っていない

80㎖のアイスキャンデーの型4本分ができます。使う型の容量によって甘酒の分量を調整してください。

かぜ

かぜ予防のカギは自然免疫の力

かぜの原因となるウイルスが体に侵入してきた時に、最初に働くのがＮＫ細胞（→１１０ページ）やマクロファージ（→１０４ページ）などの自然免疫。これらの力が高ければウイルスに感染しても軽症に抑えられます。かぜの流行する時期には特に免疫力アップを心がけましょう。

卵

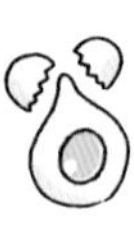

たんぱく質は、体の機能を調整するホルモンや酵素、抗体などの材料になります。また、卵白に含まれるリゾチウムは炎症を抑え、のどの腫れや咳を鎮めます。

葛

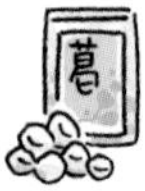

血行をよくして体を温めます。胃腸に負担をかけずに消化吸収できるのでかぜで弱った体の回復を促します。葛粉は離乳食のとろみづけにも使えます。

カボチャ

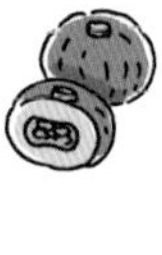

粘膜の乾燥を防ぐ働きのあるビタミンAが豊富で、のどや口、鼻のバリア機能を高めてかぜ予防に。冷えを防ぐ効果も。

旬 10～12月

みかん

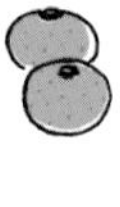

体の免疫機能を高めるビタミンCが豊富で、かぜやインフルエンザの予防に。消化が悪いため食べ過ぎには注意して。

旬 11～2月

かぜをこじらせないポイント

かぜの時は薬を飲めば何とかなると考えがちですが、最も大切なのは休養を取ること。子どもも大人も無理をしないようにしましょう。

抗生物質は細菌性の感染症に
使われます。ほとんどのかぜは
ウイルス性なので、
抗生物質は効きません

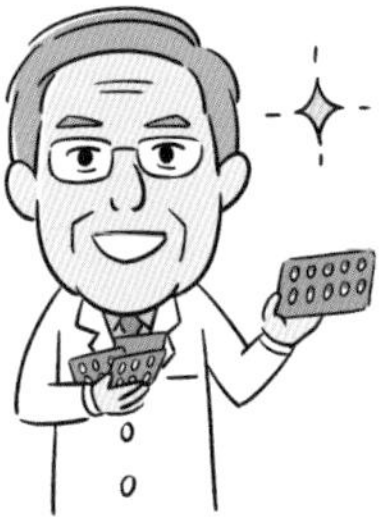

抗生物質は極力避ける

かぜの時に抗生物質を使うと腸内細菌のバランスを崩し、免疫力を低下させることもあるので使用には注意を。

うがい薬は使わない

殺菌作用の強いうがい薬はのどを守る菌も殺してしまうので、使い過ぎに注意。普段は水、お茶、塩水でのうがいで十分です。

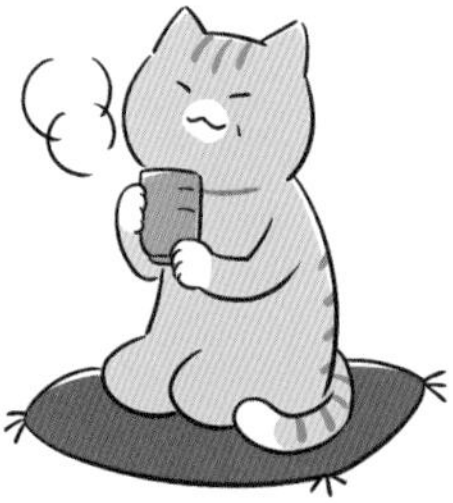

うがいができない子どもは
水分を摂って、
のどを潤しましょう

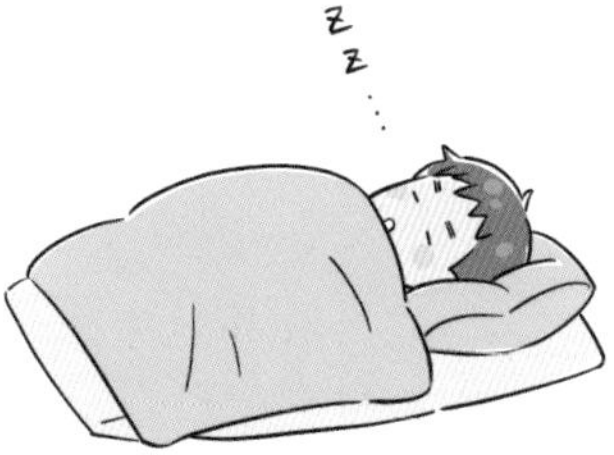

夕方に熱が出るのは
免疫が働いている証拠です

休養で免疫を働かせる

獲得免疫は副交感神経が優位な状態で活発に働きます。症状がおさまるまではたっぷり睡眠時間を取りましょう。

かぜのひきはじめに飲んで症状を緩和

ハチミツ入り葛湯

5分

材料（1人分）

A［本葛粉…大さじ1
　 水…大さじ1

水…100mℓ
ハチミツ…小さじ1

作り方

1 小さなボウルにAを入れてよく溶かします。

2 小鍋に水とハチミツを入れて沸騰させたら、**1**をかき混ぜながら少しずつ加えます。鍋をへらで混ぜ続け、ふつふつとして透明感が出てきたらできあがりです。

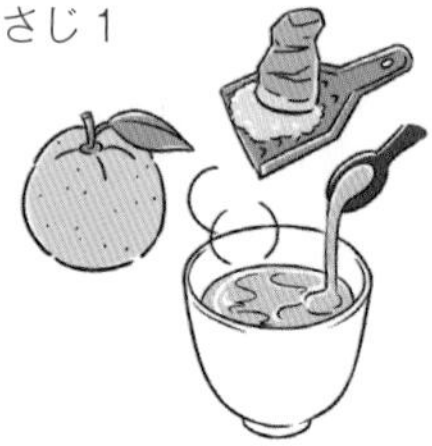

しょうが汁や、ゆずの絞り汁を
加えると体がポカポカに

卵のパワーでかぜを撃退

梅干し入り卵とじうどん

10分

材料（1人分）

ゆでうどん…1玉
卵…1個
梅干し…1個

A［だし汁…300mℓ
　 しょうゆ…大さじ1
　 みりん…大さじ1/2

片栗粉
…大さじ1/2
水…大さじ1

作り方

1 卵は溶きほぐします。片栗粉と水は混ぜておきます。

2 鍋にAを入れて火にかけ、煮たったらうどんを入れ、弱火で2～3分煮ます。

3 **2**に水溶き片栗粉を回し入れ、箸でうどんを混ぜながらとろみをつけます。

4 とろみが出たら中火にして、溶き卵を回し入れ、卵が固まったら火を止めます。

5 器に盛り付けたら、梅干しをのせます。

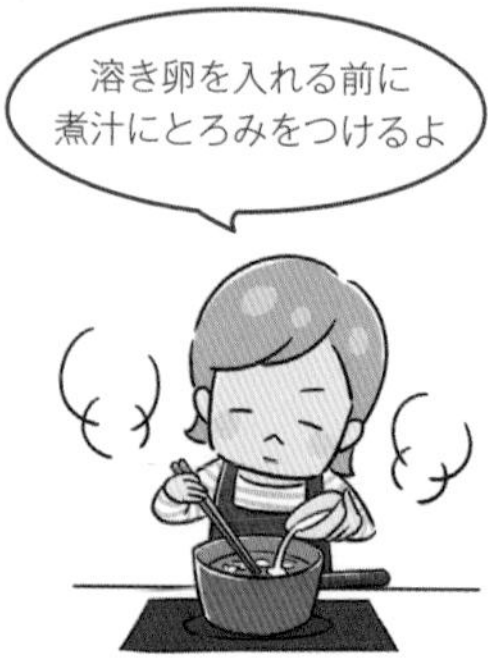
溶き卵を入れる前に
煮汁にとろみをつけるよ

こんがり焼くと甘みがアップ！ビタミンCがかぜ予防に

焼きみかん

10分

材　料（1人分）　みかん…1～2個

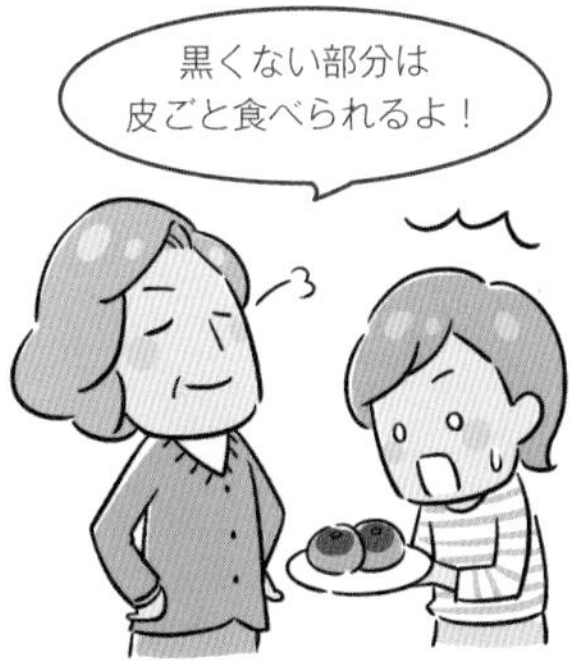

作り方

1 みかんを水洗いし、沸騰直前の熱湯（70℃くらい）に1分間漬けます。

2 **1**の水気を拭き、トースターに入れて焼き目がつくまで5～10分焼きます。

栄養たっぷりの皮も残さず使って

カボチャのポタージュ

20分

材　料（4人分）

カボチャ…1/4個
タマネギ…1/2個
水…350mℓ
牛乳…350mℓ
塩…小さじ1
バター…15g
こしょう…少々

作り方

1 カボチャはわたを取り、皮がついたまま5mm幅の薄切りにします。タマネギは薄切りにします。

2 鍋にバターとタマネギを入れてしんなりするまで炒めたら、カボチャと水を加え、カボチャが柔らかくなるまで煮ます。

3 カボチャが柔らかくなったら、おたまの底でつぶします。

4 **3**に牛乳を加えて加熱し、塩・こしょうで味をととのえます。

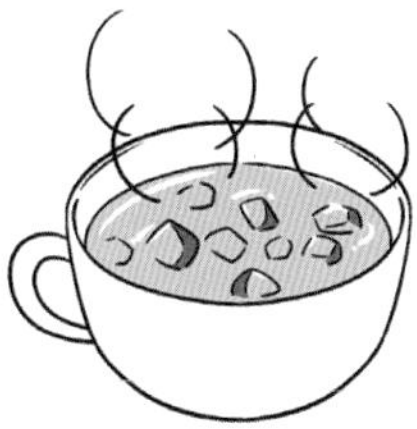

栄養豊富なカボチャを
皮ごと使います

食中毒予防

腸内細菌を整えて食中毒を撃退

同じものを食べても食中毒になる人とならない人がいる理由に、腸内細菌の数の違いが挙げられます。腸内細菌が多く、免疫力が高ければ、口から入ってきた有害な細菌を撃退できます。腸によい食生活を心がけるとともに、殺菌作用のある食べものを活用して食中毒を防ぎましょう。

タマネギ

殺菌作用や抗カビ力のあるアリシンが豊富で食中毒を予防。水にさらし過ぎると成分が流出するので、5分程度にしましょう。

旬 4～5月、12～1月

梅干し

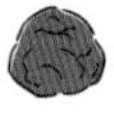

梅干しのクエン酸には、食中毒の原因菌の増殖を防ぐ静菌作用があります。「梅リグナン」という成分が、活性酸素の発生を抑制し、免疫力アップに。

ショウガ

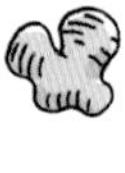

辛味成分のジンゲロールには強い殺菌力があるため、生ものに添えると◎。ショウガの酢漬けなどで、酢と一緒に食べるとさらに効果的。

食中毒予防のコツ

酢、みそ、梅干しなどの殺菌作用は胃腸の中でも働き、有害な細菌を撃退します。これらを習慣的に食べると食中毒予防に。

梅干しとごはんを一緒に炊くことで殺菌効果がいきわたる！

梅干しと枝豆の混ぜごはん

60分（米の浸水時間を除く）

材料（4人分）
- 米…2合
- 枝豆（さや付き）…200g
- 梅干し…2～3個
- 塩…大さじ1

作り方
1. 米は洗ってザルに上げ、30分おきます。枝豆は塩をすりこんで熱湯で5～6分ゆで、ザルに上げて冷ましたら、さやからはずします。
2. 炊飯器に米を入れて目盛りどおりに水加減し、梅干しをのせて炊きます。
3. 炊き上がったら梅干しの種を取り、しゃもじで梅干しをほぐしながら全体にいきわたるように混ぜます。
4. **3**に枝豆を入れて軽く混ぜます。

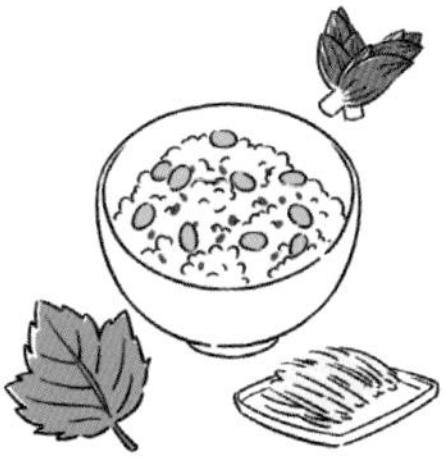

大人は薬味をたっぷり乗せて食欲増進！

タマネギたっぷり！りんごとハチミツでマイルドな味わいに

タマネギドレッシング

10分

材料
- タマネギ…1/2個
- りんご…1/4個
- しょうゆ…大さじ4
- 酢…大さじ4
- ハチミツ…小さじ2
- オリーブオイル…大さじ4

作り方
1. タマネギとりんごをすりおろしてボウルに入れます。りんごは皮がついたままでOK。
2. **1**にしょうゆ、酢、ハチミツを順番に入れてよく混ぜ、最後にオリーブオイルを入れて混ぜます。

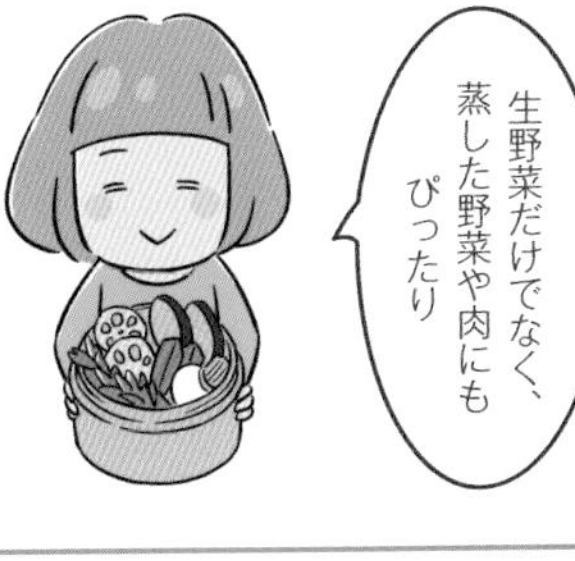
生野菜だけでなく、
蒸した野菜や肉にも
ぴったり

イライラ防止

砂糖の摂り過ぎがキレやすさを招く

子どもの「キレやすさ」の原因の一つとされるのが、糖分の摂り過ぎ。多量の糖分を摂ると、血糖値が急上昇し、それを下げるために大量のインスリンが分泌されて低血糖に陥ります。それにより脳の働きが悪くなり、イライラや集中力の低下に。お菓子やジュースは控えめにして。

ココア

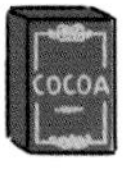

カカオポリフェノールには精神を落ち着かせる効果があります。ココアパウダーのみを原材料とする「純ココア」や「ピュアココア」を選んで。

牛乳

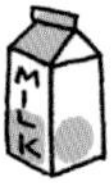

牛乳に含まれるカルシウムが交感神経の働きを抑え、イライラや不安を鎮めます。夕食時に摂ると安眠効果も期待できます。

レタス

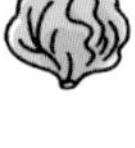

レタスの茎から出る白い液に、鎮静・催眠効果のある成分が含まれます。加熱するとカサが減り、たくさん食べられます。

旬 4～9月

ジュースに注意

市販の清涼飲料水には多くの砂糖が使われています。果汁100％でも果糖が多いため、日常的に飲むのは避けましょう。

牛乳とヨーグルトでカルシウム補給！

ハチミツレモンラッシー

3分

材料（1人分）
牛乳…100mℓ
ヨーグルト（無糖タイプ）…50mℓ
レモン…1/6個
ハチミツ…大さじ1/2

作り方
1 グラスに牛乳、ヨーグルト、ハチミツを入れてよく混ぜ、レモンの絞り汁を加えます。

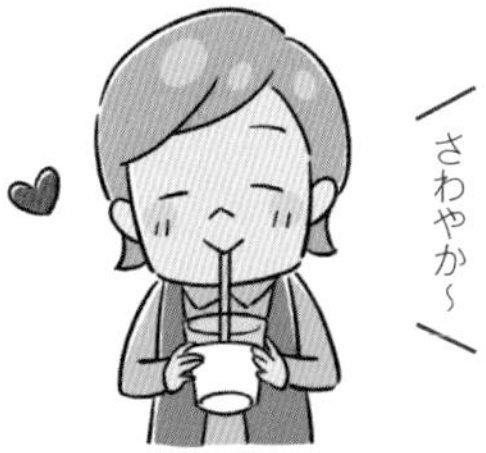

レタスは加熱するとたっぷり食べられる！

レタスと卵の炒め物

5分

材料（2人分）
卵…2個
レタス…4～5枚
トマト…1/2個
A［マヨネーズ…大さじ1/2
　しょうゆ…小さじ1/2
　塩・こしょう…少々
ごま油…大さじ1

作り方
1 トマトはくし切りにします。レタスは洗って水気を取ったら、一口大にちぎります。

2 ボウルに卵を溶きほぐし、Aを加えて混ぜます。

3 フライパンにごま油を熱したら、**2**を流し入れ、菜箸で大きく混ぜながら半熟状にし、いったん皿に取り出します。

4 フライパンにレタスとトマトを入れてさっと炒めたら、**3**を戻し入れ、全体を混ぜ合わせます。

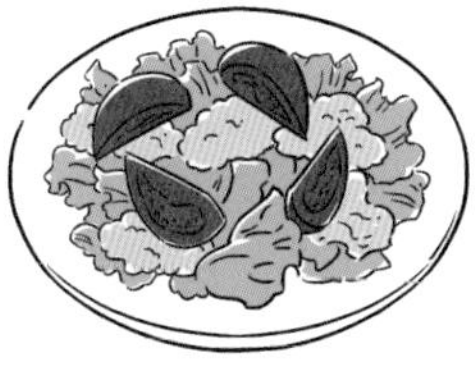

朝食の野菜補給にも

疲れ

貧血を予防して疲れに負けない体に

子どもの疲れやすさやだるさの原因は、忙しい生活やストレス、貧血などが考えられます。食生活を整えて免疫力を上げるとともに、貧血を予防する鉄分やたんぱく質を取り入れて。幼児期は外遊びが心身の健康を作ります。家の中だけでなく、外で体を動かす習慣をつけましょう。

豚肉

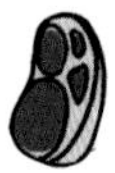

たんぱく質がヘモグロビンの材料となり貧血予防に。非ヘム鉄を含む小松菜やほうれん草と一緒に食べると効果的。疲労回復効果のあるビタミンB_1も豊富。

やまいも

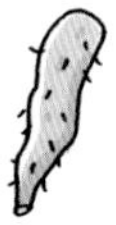

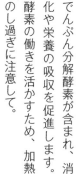

でんぷん分解酵素が含まれ、消化や栄養の吸収を促進します。酵素の働きを活かすため、加熱のし過ぎに注意して。

旬 10～3月

豆腐

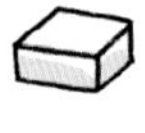

大豆食品は非ヘム鉄、葉酸など貧血予防に役立つ栄養が豊富。良質なたんぱく質や必須アミノ酸が、血液や筋肉を作ります。離乳食にも使えます。

しらす

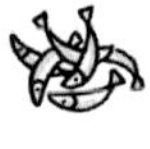

片口イワシの稚魚であるしらすに含まれるチロシンは、ストレスを和らげ、集中力を高めます。カルシウムや鉄分も豊富で心身ともに元気な体に。

香ばしい風味で食欲アップ！

じゃこ入り焼きおにぎり

10分

材　料（1人分）　ごはん…お茶碗1杯分　ちりめんじゃこ…大さじ1　しょうゆ…小さじ1　ごま油…大さじ1/2　塩…少々

作り方

1 ごはんにちりめんじゃこを混ぜます。

2 きれいに洗った手を水で濡らし、塩少々を手のひらにのばしたら、**1**の半量を手に取って握ります。

3 フライパンにごま油をひき、**2**を入れて全体をこんがり焼きます。焼き色がついたらしょうゆを半量ずつかけ、さっと焼きます。

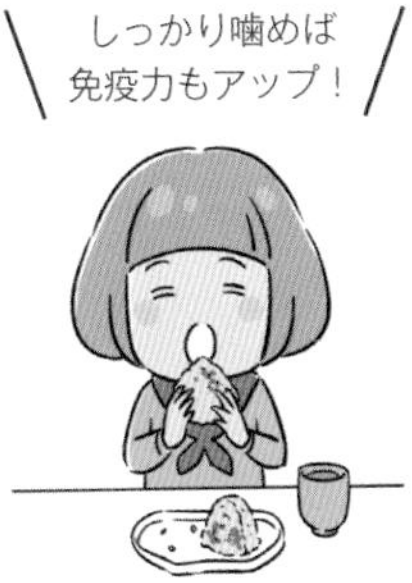
しっかり噛めば
免疫力もアップ！

お豆腐入りのやさしいスイーツ

お豆腐の白玉だんご

20分

材　料（4人分）　白玉粉…100g　絹ごし豆腐…150g

作り方

1 ボウルに白玉粉を入れ、豆腐を少しずつ入れながらこねます。耳たぶくらいの柔らかさになったら、小さめのひと口大に丸めて、真ん中を少しくぼませます。

2 鍋にお湯を沸騰させ、**1**をゆでます。浮いてきたら氷水にとって冷まし、ザルに上げて水気を取ります。

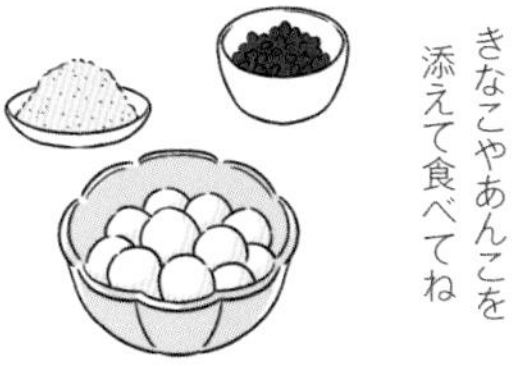
きなこやあんこを
添えて食べてね

豆腐を入れることで柔らかくなり、歯切れもよくなりますが、誤飲を防ぐため子どもが食べる際はそばで見守ってください。

丈夫な体を作る

栄養と睡眠で子どもの成長を促進

子どもは新陳代謝が活発なので、たんぱく質が多く必要。肉や魚、大豆製品をバランス良く組み合わせましょう。丈夫な骨や歯を作るのに欠かせないカルシウムは、小まめな補給を。また睡眠も成長にとても重要です。幼いうちから、規則正しい生活を身につけさせましょう。

大豆

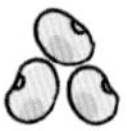

良質なたんぱく質や鉄分、食物繊維など、子どもの成長に欠かせない栄養素がつまっています。乳児は消化の良い豆腐がおすすめ。

チーズ

必須アミノ酸であるアルギニンが成長ホルモンの分泌を高めます。たんぱく質やカルシウムが豊富で骨や筋肉の成長を促進します。

干しエビ

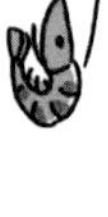

カルシウムの含有量はトップクラスで丈夫な骨や歯を作ります。スープや炒め物、ふりかけなど様々な料理に使えて、旨味がアップします。

ひじき

カルシウムや、骨の形成に役立つマグネシウムが含まれ、骨や歯を強くします。海藻類の食物繊維は腸内環境を改善し、免疫力アップに。

栄養豊富な大豆とひじきが成長を促す！

ひじきと大豆の炊き込みごはん（米を浸水させる時間を除く）

60分

材　料（4人分）
米…2合
ひじき…10g
大豆（水煮）…150g
A［だし汁…360ml
　 みりん…小さじ2
　 しょうゆ…小さじ2

作り方
1 米はといで、ザルに上げておきます。水に20～30分つけて戻し、ザルに上げて水気を切ります。

2 炊飯器に1を入れたらAを加えてよく混ぜ、上にひじきと大豆を乗せて炊く。

3 炊き上がったら全体を混ぜます。

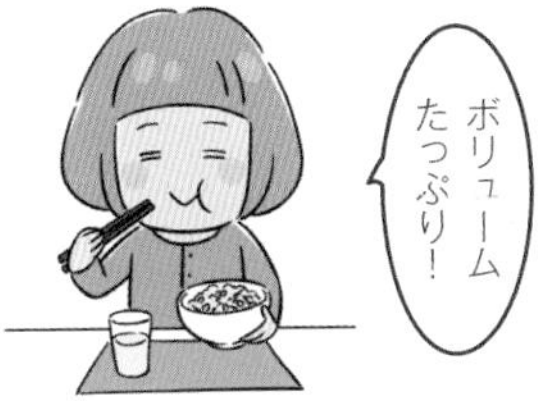

ブロッコリーは蒸し焼きにして栄養をキープ！

ブロッコリーのチーズ焼き

15分

材　料
ブロッコリー…1株
マヨネーズ…大さじ1
ピザ用チーズ…50g

作り方
1 ブロッコリーは小房に分け、茎は皮を厚めにむいて薄切りにします。

2 フライパンに1と水100mlを入れて火にかけます。フツフツとしてきたらフタをして3分間蒸し焼きにします。

3 2をざるに上げて耐熱容器に入れ、マヨネーズ、チーズを順に全体にかけ、オーブントースターで10分間焼きます。

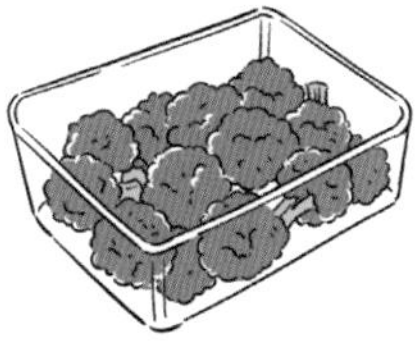

蒸したブロッコリーはキッチンペーパーを敷いた保存容器に入れて冷蔵庫で3日保存可能。いろいろな料理に使えて便利！

免疫力を上げるおやつ

子どもは一度にたくさんの量を食べられないため、栄養を補うためのおやつ（間食）が必要です。免疫力アップの食材や、旬の食材を取り入れるなど、食事と同じように考えましょう。

家族と一緒に
楽しく食べると
免疫力もアップ

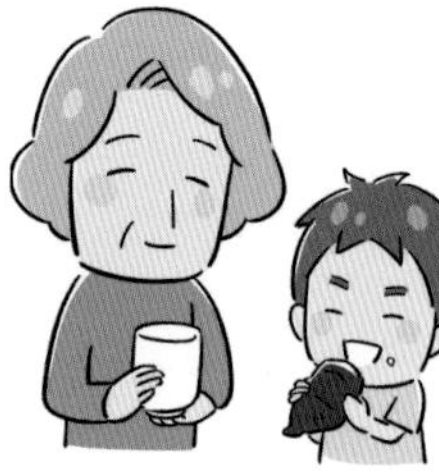

おやつは栄養を補うもの

おやつ＝甘いものではなく、「軽い食事」という意識を持ちましょう。お菓子などの嗜好品ではなく、食事の代わりとなるようなものを選んで。

砂糖、油を摂り過ぎない

おやつも食事と同様、油っこいものや砂糖がたっぷり入ったものは避けましょう。食品添加物の多いものもNGです。

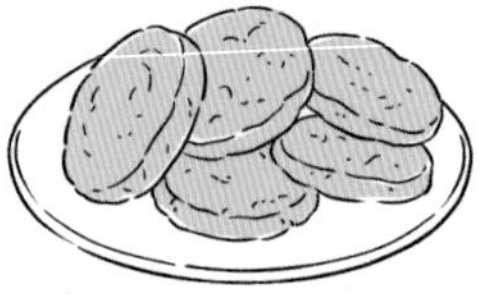

トランス脂肪酸（→P29）を含む
クッキーやパンは控えめに

おやつと食事の間は２時間以上空けるようにしましょう。食事の直前におやつを食べると小食や偏食につながりやすくなります。

栄養たっぷりシンプルおやつ

毎日のおやつは手の込んだものでなくてもOK。子どもと一緒に作るのもおすすめです。

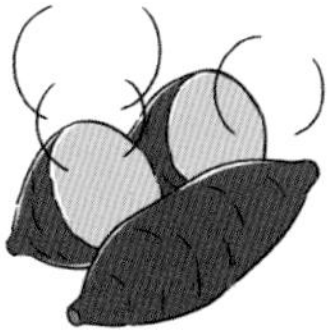

蒸しorゆで野菜

ふかしいも、ゆでとうもろこし、枝豆など野菜をシンプルな食べ方で。夏は冷やしキュウリやトマトも◎。

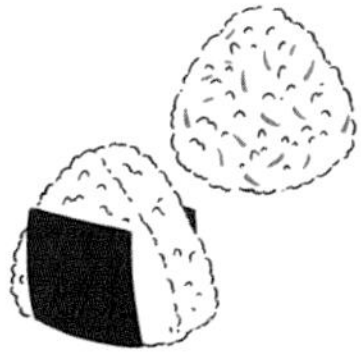

おむすび

ひと口大のおむすびは、子どものエネルギー補給にぴったり。塩むすびに海苔を巻いたもので十分です。

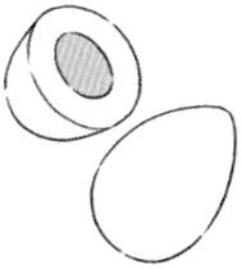

ゆで卵

卵は食物繊維とビタミンC以外の栄養素を含む食品。良質なたんぱく質を補給することで、免疫力強化に。

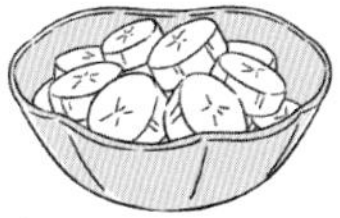

フルーツ

季節の果物や、エネルギー源にもなるバナナがおすすめ。糖分が多いため食べ過ぎには気をつけて。

ヨーグルト

腸内環境を整え、免疫力アップに。無糖タイプのものを選び、ハチミツやメープルシロップで甘みづけを。

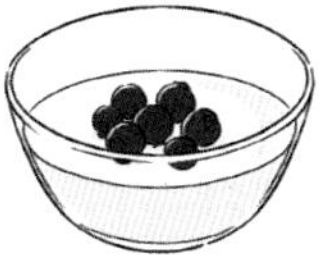

脱水症状を防ぐため、おやつと一緒に必ず水分を摂らせましょう。ジュースは避け、麦茶か水、牛乳に。

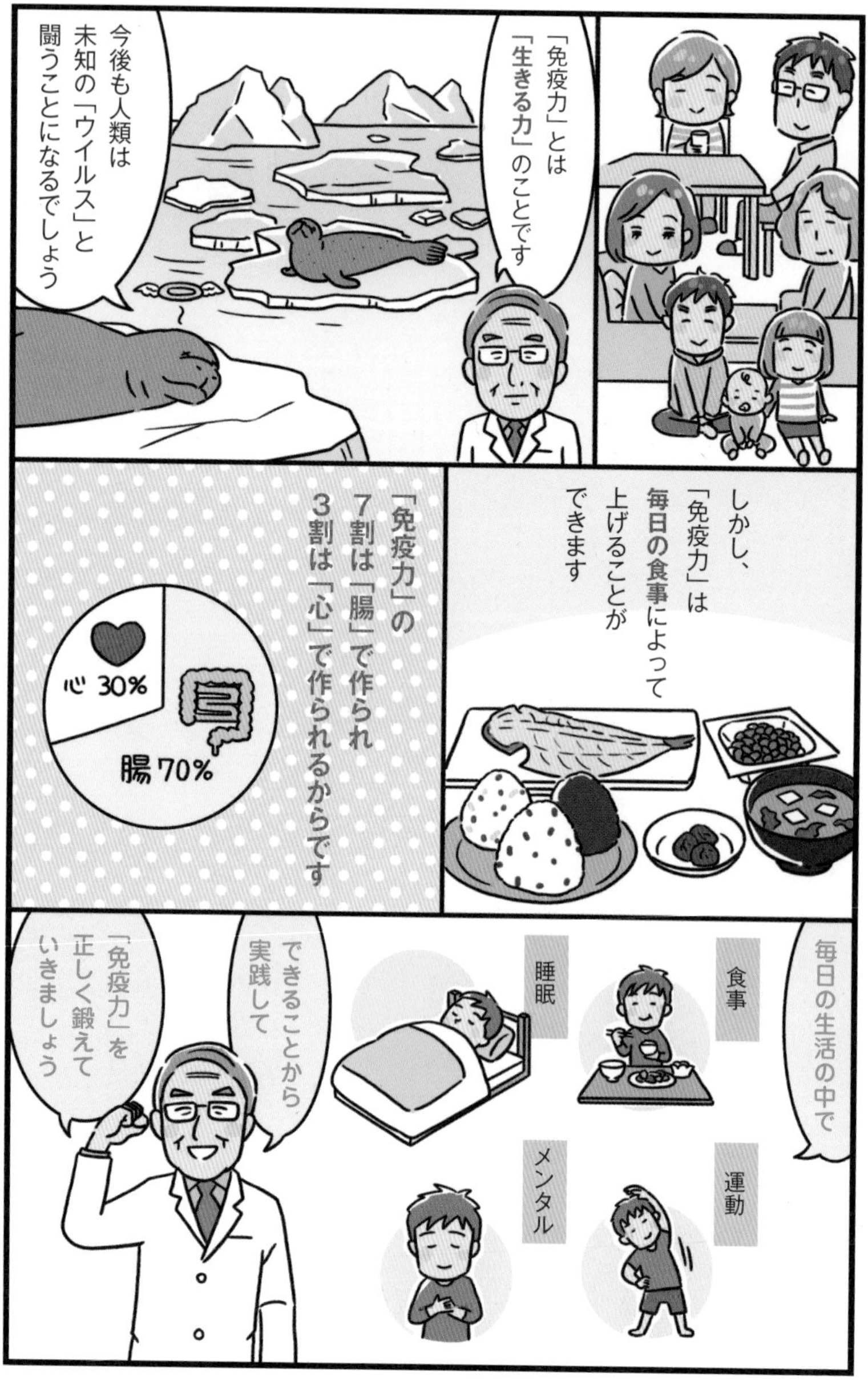

「免疫力」とは「生きる力」のことです
今後も人類は未知の「ウイルス」と闘うことになるでしょう
しかし、「免疫力」は毎日の食事によって上げることができます
「免疫力」の7割は「腸」で作られ3割は「心」で作られるからです
心 30%
腸 70%
毎日の生活の中で
食事
運動
睡眠
メンタル
できることから実践して
「免疫力」を正しく鍛えていきましょう

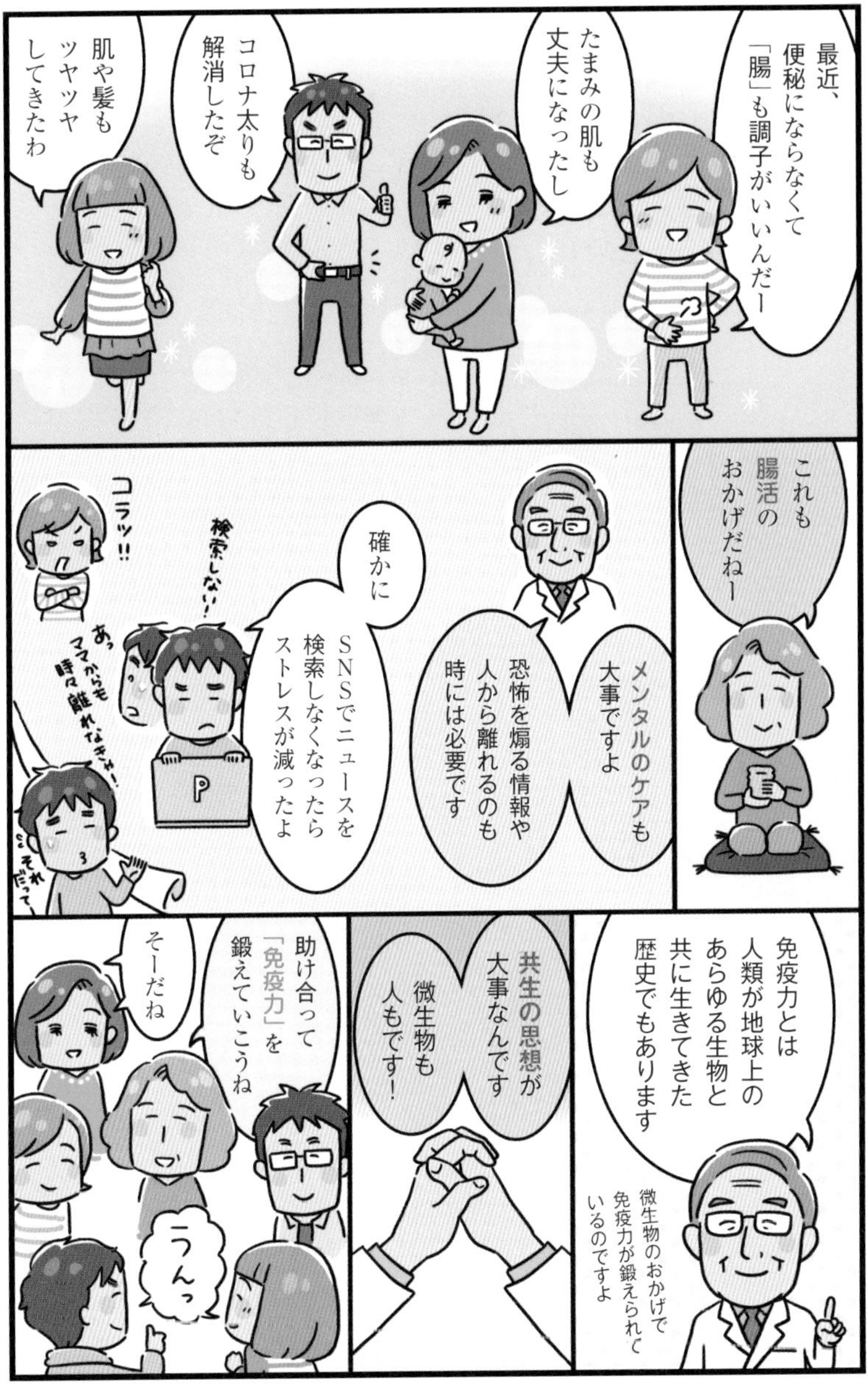
最近、便秘にならなくて「腸」も調子がいいんだー
たまみの肌も丈夫になったし
コロナ太りも解消したぞ
肌や髪もツヤツヤしてきたわ
これも腸活のおかげだねー
メンタルのケアも大事ですよ
恐怖を煽る情報や人から離れるのも時には必要です
確かに
SNSでニュースを検索しなくなったらストレスが減ったよ
検索しない!
コラッ!!
あっママからも時々離れなきゃ!
それだって—
免疫力とは人類が地球上のあらゆる生物と共に生きてきた歴史でもあります
微生物のおかげで免疫力が鍛えられているのですよ
共生の思想が大事なんです
微生物も人もです!
助け合って「免疫力」を鍛えていこうね
そーだね
うんっ

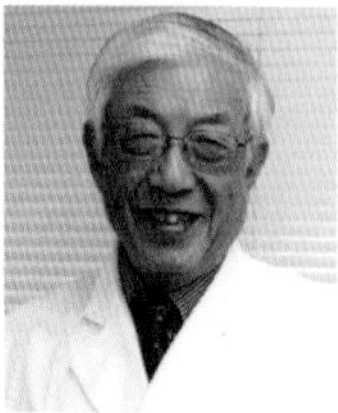

[監修] 藤田紘一郎（ふじた こういちろう）

1939年、旧満州生まれ。東京医科歯科大学を卒業し、東京大学大学院医学系研究科博士課程を修了。医学博士。金沢医科大学教授、長崎大学教授、東京医科歯科大学大学院教授を経て、現在、東京医科歯科大学名誉教授。専門は寄生虫学、熱帯医学、感染免疫学。1983年、寄生虫体内のアレルゲン発見で小泉賞を受賞。2000年、ヒトATLウイルス伝染経路などの研究で、日本振興会・社会文化功労賞、国際文化栄誉賞を受賞。

主な著書に、『免疫力―正しく知って、正しく整える』（ワニブックス）、『図解 体がよみがえる「長寿食」』（三笠書房）、『自力で免疫力を上げる腸の強化書』（宝島社）、『子どもの「免疫力」を高める方法』（PHP研究所）などがある。

[主な参考文献]

免疫力―正しく知って、正しく整える／藤田紘一郎（ワニブックス）

自力で免疫力を上げる腸の強化書／藤田紘一郎（宝島社）

医者が教える最高の長寿食／藤田紘一郎（宝島社）

図解 体がよみがえる「長寿食」／藤田紘一郎（三笠書房）

子どもの「免疫力」を高める方法／藤田紘一郎（PHP研究所）

腸内フローラ免疫力アップレシピ／藤田紘一郎監修（扶桑社）

名医が教える世界一の「長寿食」／藤田紘一郎監修（宝島社） ほか

監修　藤田紘一郎
イラスト　ねこまき（にゃんとまた旅）
装丁デザイン　宮下ヨシヲ（サイフォン グラフィカ）
本文デザイン・DTP　渡辺靖子（リベラル社）
編集　伊藤光恵・水戸志保（リベラル社）
編集協力　宇野真梨子・秋元薫
編集人　伊藤光恵（リベラル社）
営業　澤順二（リベラル社）

編集部　堀友香・山田吉之・安田卓馬
営業部　津村卓・津田滋春・廣田修・青木ちはる・大野勝司・竹本健志・春日井ゆき恵
制作・営業コーディネーター　仲野進

免疫力が上がる 腸活クスリごはん

2020年10月25日　初版

編　集　リベラル社
発行者　隅田 直樹
発行所　株式会社 リベラル社
〒460-0008 名古屋市中区栄3-7-9 新鏡栄ビル8F
TEL 052-261-9101　FAX 052-261-9134　http://liberalsya.com
発　売　株式会社 星雲社（共同出版社・流通責任出版社）
〒112-0005 東京都文京区水道1-3-30
TEL 03-3868-3275

 ISBN978-4-434-28070-2

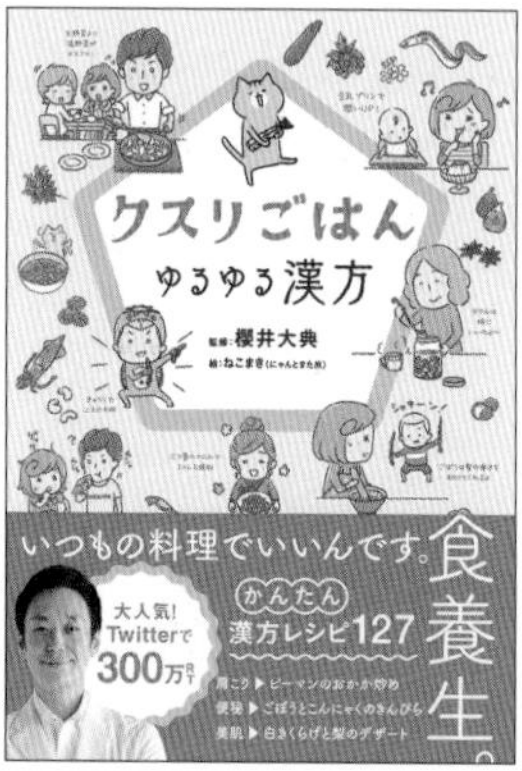

クスリごはん ゆるゆる漢方

（B6判／192ページ／定価1,200円＋税）

Twitterで300万RTの大人気ゆるゆる漢方家・櫻井大典監修。気になる症状を改善に導くレシピを127品紹介。季節の養生も紹介し、今すぐ始められる漢方が満載です！

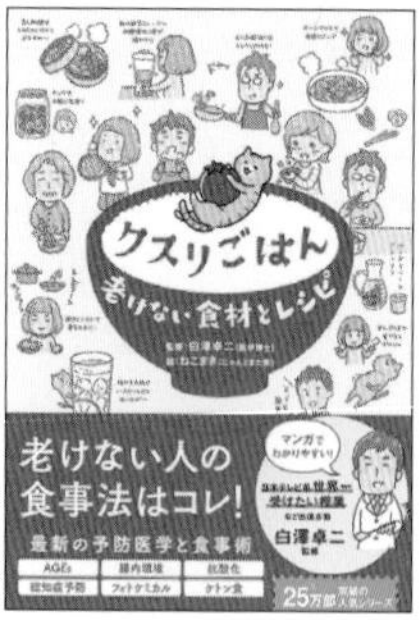

クスリごはん

老けない食材とレシピ

（B6判／192ページ／定価1,100円＋税）

老けない・ボケない食事法や生活習慣病などを食事でケアする一冊。アンチエイジングの第一人者・白澤卓二監修で、若返り食材・レシピを紹介。

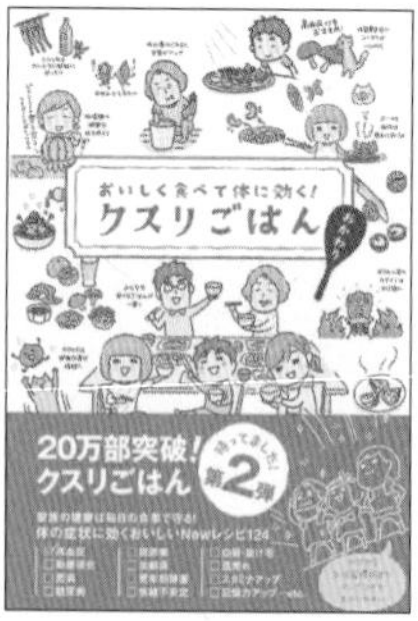

おいしく食べて体に効く！

クスリごはん おかわり

（B6判／192ページ／定価1,100円＋税）

「クスリごはん」から数年後のケロミー家には、身近な不調に加え、生活習慣病など新たな症状の悩みが…。心と体の悩みに効く食材とレシピを紹介。